LOCUS

LOCUS

LOCUS

LOCUS

mark

這個系列標記的是一些人、一些事件與活動。

mark 184

十年後我還在寫遺書

作　　者　陳偉霖
插　　畫　夢特嬌・全
責任編輯　李清瑞
封面設計　簡廷昇
內頁排版　宸遠彩藝

出　　版　大塊文化出版股份有限公司
www.locuspublishing.com
105022台北市松山區南京東路四段25號11樓
讀者服務專線：0800-006689
TEL：(02) 87123898　FAX：(02)87123897
郵撥帳號：18955675
戶名：大塊文化出版股份有限公司
法律顧問：董安丹律師、顧慕堯律師

總 經 銷　大和書報圖書股份有限公司
地址：新北市新莊區五工五路2號
TEL：(02) 89902588　FAX：(02) 22901658

初版一刷：2023年6月
定價：380元
ISBN：978-626-7317-05-1

國家圖書館出版品預行編目 (CIP) 資料

十年後我還在寫遺書 / 陳偉霖著 . -- 初版 . -- 臺北市 : 大塊文化出版股份有限公司 , 2023.06
面； 公分 . -- (Mark ; 184)
ISBN 978-626-7317-05-1（平裝）

1. 癌症　2. 病人　3. 通俗作品

417.8　112004700

陳偉霖_

十年後
我還在
寫遺書

第三章 能為自己辦喪禮，我死而無憾。

第四章 死亡，是生活，也是文化。

第五章 我家不在這星球

第六章 一個人等死，不如陪伴他人迎接死亡。

推薦序

把每天都活成永恆的陳偉霖

謝佩霓（策展人、藝評人）

我的朋友陳偉霖，洋文全名是 William Outcast Chan。生在香港、長在香港，如今是投奔自由定居台灣的「新住民」。

偉霖天生渾身長滿黑色素瘤星羅棋布，從頭頂到腳底板，無一處倖免。台灣的罕見疾病者，視其為共患難的同類「斑點星球人」。而他為香港 AM 七三〇撰寫專欄的那五年間，則以「墨寶」自稱。

當年身為長男的他才呱呱落地，醫生便當場宣布他將早夭，活不過三歲。但在家人以平常心應對的助攻之下，被唱衰的偉霖憑一己之力，一再打破魔咒，如今已來到不惑之年。

早慧的他絕早即已明白，畢生需要學會與致命的皮膚癌共存亡。偉霖天天活得無畏無懼，只因早已寫好了遺書，辦好了葬禮。及早處理身後事，不為驚世駭俗，不為標新立異，端的只為深相深信，人唯有擁抱死亡，才能活在當下。

二〇一二年七月二十一日，偉霖滿三十歲。生日當天，他在香港紅磡辦理了盛大的「生前葬禮」。他身著伸展台級新潮壽衣，從容躺進壽棺，在原創熱門音樂陪伴下，閉目供數百位親友瞻仰。靈堂上白底紅字的輓聯上，上書大剌剌的四個字，「死不足惜」。

本著一顆對一切好奇的「嚫仔心」，偉霖劍及履及的結果，就連他自己也意外。無私的偉霖登高一呼便有百諾應和，使勁推倒第一張骨牌之後，勢如破竹的連鎖效應勢不可擋。

偉霖挺身而出以身作則，在時勢推波助瀾投入公眾事務，而隨著香港近年局勢丕變，任誰都沒料到便一路由香江翻騰到了台灣。

二〇一七年在香港成立「一人NGO」非政府組織「死嘢」，粵語俚語是要人去死，其實不然。生命力超乎凡人的偉霖，深入學校與社區，以黑色幽默毫無忌諱地談生論死，旨在提倡生命教育，協助了無生趣者而二，重燃生命之火不再輕生。如今累積輔導了一千多人次，當真勝造七級浮屠。

愛情在此時翩然而至，賢淑美麗的妻子及其雍容大度的丈人家，無條件地給予他這「台灣女婿」完全的接納與支持。

孰料二〇一九年反送中的事件興起的香港滔天巨變，讓「死嘢」協會收到數不盡的遺書，立書人小至小學生大至髦耋耆老，一致的絕望連他都覺得無力回天。

眼見喬遷來台的港人心神不寧，偉霖在父母親的鼓勵和親友的祝福下毅然來台。再回不去的香港，一如再見的生離與永訣的死別，必須由離散的香港人，在異地彼此堅持，在隨遇而安中克紹箕裘。

而立的那一年，偉霖也順勢出版了《我的遺書》。他細數三十而立前後的心路，價值觀由任性的「I do what I like」，進化為死而無憾的「I like what I do」。這書影響了許許多多人，却早早絕版。所以去年央他再版，在百般猶豫之後，最後促成了這次出版的機緣。

偉霖應允寫書同時，正色相告，既然老天爺不小心又讓自己活到了四十歲，新書書名就叫《十年後我還在寫遺書》，乍聽不由得噗哧發噱，又拍案叫絕。

我笑答事隔十年，當初的輓聯該幫它對成對；死不足惜作上聯，下聯該對上「雖死猶生」。偉霖笑開懷，附和稱是，還不忘囑咐我時間到時務必照辦。

偉霖一向如此，冷面笑將反應超快，好似身上數萬顆痣，為他構成了超高速互聯網。他機靈的快人快語，一出口但求語驚四座。特愛他擁有異於常人無比強大的心理素質，種種的自我解嘲化解危機與尷尬，往往引我人笑中帶淚。

端詳著頂著蘑菇頭滿十年的偉霖，他說馬桶蓋髮型是耳提面命自己保持謙遜，不禁想起，一樣也剪鮑勃頭的「水玉女王」草間彌生（Yayoi KUSAMA）。世代截然的兩人，各自受盡身心絕症折磨，遍嘗人情冷暖。雖然一個赤髮面白酷愛身著點點裝，一個烏髮滿身瘻痣近，却一樣義無反顧地活出自己，用自信又創意的言行舉止，啟發無數人。

偉霖那份直面一切的坦然坦蕩，分外惹人心疼。但也因為具備令人動情的超級感染力，讓人一旦互動，自然產生天天向上的質變。

明知天天面臨大限將至，又天天活得酣暢淋漓不覺死之將至。明明在寫自己的遺書，偉霖却彷彿是下詔書大赦天下因貪生畏死自擾的庸人。

出身赤貧底層的他，繼承雙親的豁達，最清楚生之尊嚴。連死都不怕，自然無需問求得得廣舍千萬間，才能安身立命。他心安理得，所以無處不可以為家，偉霖所到之處，總有奇蹟發生。

全然由於他永保真，盡力行善，所以在我眼中，他偉霖活得燦爛，美得炫目。無非印證了他關於「靚」的定義，他說是明白自己獨到的價值，然後完整展現。

偉霖魅力四射，當真教人難以逼視。大凡不自量力鄙視他的人，難免讓被他以睥睨萬方的逼視，懟得再無地自容。

幾次細讀偉霖這書，寫親情鄉情之大痛大悲，字裡行間，全無矯飾濫情。可正是這樣的素樸，他自嘲的大白話，促人一再潸然淚下。

在想，偉霖上承天命的這個肉身，不啻正是天使落難的化身。誠如英國浪漫派詩人柯勒律治（Samuel Coleridge）指出，天使必須易容，不是為了他們自己，而是為了度化我們。

至於他自己，不需仿莊周化蝶了悟生死疲勞，在人間世羅漢行腳般的實踐中度人度己，早已超脫外在的桎梏，羽化成無所羈絆的璀璨存在。

序

「你是誰，你身上是什麼東西？你為什麼長成這樣？你是有病嗎？」

每次遇到有人盯著我問以上的問題，我深深的腦海裡、我的心裡（我的夢裡比較少）都會出現「我是誰？我在哪？我在幹嘛？」這三個問號。明明我已經很幸運擁有幾十年被這樣問候的經驗，但直到現在，每次遇到這樣狀況時也不一定可以駕輕就熟，還是有點不習慣。

雖然這是我人生裡第二本書，但我還是不習慣為自己的書寫序。如果這篇序寫得不好，耽誤了你在書店閱讀其他書的機會，甚至浪費了你的時間，我很希望你可以透過電郵留下你的聯絡方法，容許我親自跟你道歉，因為我知道人生的每一秒、每一刻都得來不易。（E-mail: iamwilliamoutcast@gmail.com）

您好，我叫陳偉霖，香港出生，香港長大，現在人在台灣，實踐自己信念。從出生的第一天開始，我的外表就跟別人不一樣（好啦，我知道每個人的外表都不一樣好不好，但我真的跟別人不一樣，不然請上網搜尋我的名字看看我有多不一樣）。我小時候常常覺得自己是來自斑點星球，因為我一出生就斑點滿身，經過地球上的醫生診斷後，根據他們的說法，我是一名皮膚癌症患者，在我身上過千顆的斑點大部分都是惡性腫瘤，所以醫生曾經說過我很有可能活不過三歲。

不知道是因為我是我爸媽的第一個孩子，他們沒有當父母的經驗；或是我一出生就被癌症纏住，被醫生告知時日無多，我爸媽對我的管教，相對於我的同學來說特別寬鬆。在我成年之前，我認知爸媽唯一的「管教」就是想要我知道我可以把握自己的人生，因為人生是我自己的，是獨立的，我的命不是他們兩個全資擁有。所以當我同學每天很不情願拼命為學業奔波是因為怕被父母教訓時，我可以很自在地去想我生命的意義，去安排自己的人生方向：當同學很驕傲考進「心儀」的大學時，我為自己國中還沒畢業感到恩惠；當大家都覺得二十幾歲是準備要大展鴻圖時，我開始寫遺書，為自己安排身後事，迎接死亡。因為我明白自己不是為了配合現今的社會價值觀而存在，我的存在是為了向一些被社會遺棄的人做示範，當被社會大眾遺棄時，只要認清自己並實踐自己所相信的價值觀，就再也不用拼命去爭取大多數的認同，反而社會大眾會因為你的存在，慢慢就知道到底誰才是被他們自己所遺棄的人。

說實在（對啦，我知道有人說過如果你說「說實在」，其實沒有很實在啦），我從來沒有想過我會活到四十歲。從醫生說我會比一般人短命開始，我的人生好像就被註定編寫另一個劇本，一個讓普通人羨慕不了，也不用去羨慕的劇本。這個劇本，有時候我是主角，有時候是編劇，有時候導演，根本分不清楚我的人生是由我去創造，或是本來我的人生就已經被安排好，我努力去演這個角色就可以了。

很多人都說人一出生是從零開始，白紙一張，什麼都沒有，最後這張紙是一幅美麗的藝術品，或是一張一次性用完即丟的廢紙，就要看自己怎樣去選彩色筆把這張紙填滿。真的，我很感謝有人能夠說出這些充滿鼓勵性的話，但未必每一個人都適用，也不一定每一個覺得自己活在地獄的人因為聽了這些話也可以搭上一列開往天堂的火車。

如果一定要把人生比喻成一張紙的話，我並不認同我們一出生是一張白紙，因為連小朋友都知道他們的樣貌是受父母影響的，是ＤＮＡ遺傳的，我們的樣貌、性格、體質等，都會隨著ＤＮＡ有所變化，甚至我們有可能因為ＤＮＡ突變而成為一個在你祖宗十八代都沒有遺傳到的全新染色體。我認為人一出生的紙張和便便一樣是棕色。一出生已經是色彩繽紛，可能是因為遺傳、可能是因為ＤＮＡ突變而產生的一些顏色，但混在一起後……小時候你有試過把所有水彩顏料混在一起嗎？試過就知道為什麼我說人出生的紙是便便顏色。

我的娃娃臉、濃密的頭髮、像貓一樣的眼睛、像哈比人的身高、像樹皮一樣的皮膚、像斑點狗一樣的外表（但我覺得我比較像豹的花紋，斑點狗的點點太可愛了），一點火就會爆炸的性格等，這一些都是我這個人其中的一些顏色，而且是我還在我媽的肚子裡便已經存在：如果你隔著我媽的肚皮罵我，有可能會看到我的拳印。

這些到現在還在我身體裡活得好好的染色體，沒有一條是對我有害的，即使醫生說它很有可能「提早」把我的生命結束。但什麼算是「提早」？有什麼事是當時當刻應當發生的嗎？如果有的話，就不會曾經有一個老人說什麼生有時，死有時，萬物都有時，「有時」是什麼？就是剛剛好，不會遲也不會早，就是剛剛好。

好了，說到底這篇只是序而已，如果正在書店裡的你覺得這篇序不太難看、同時又想知道為什麼我的第一本書叫《我的遺書》，而這本書叫《十年後我還在寫遺書》的話，希望你可以準備現金（我知道你賺的每一分錢都得來不易，但我也花了十年的心血啊，當然如果你經濟狀況不太好，我也想你寄電郵給我說明你的難處，我再幫你想辦法），先到櫃台結帳，然後找一個只有我和你的地方，好好地讓我跟你說我這十年面對不同生命與死亡的經驗。

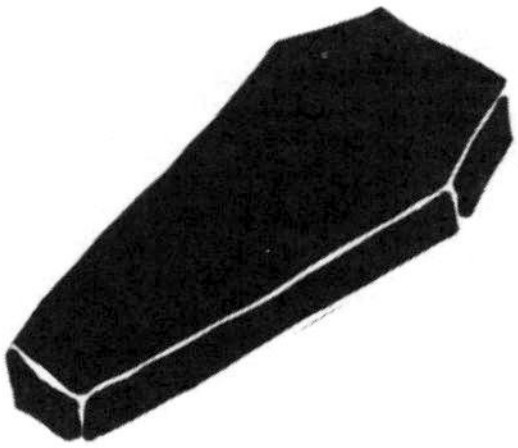

第一章

能見證家人離世，是不幸，還是幸運？

誰也想不到，我可以看著我爸離開

「我終於等到我爸死了。」

當面對家人離世，不是每個孩子都有資格說這句話，而且在絕大部分時，如果給別人聽到你說這句話，一定被罵到狗血淋頭，說你是不孝子，是不是等分遺產等。我還記得我在台灣用視訊看著爸爸在醫院裡離開的那一剎那，腦裡就閃出這句話：「這一天真的要來了嗎？我真的等到這一天了？我真的有機會看著我爸離開？」那種所謂的五味雜陳一次像海嘯一樣襲來，把所有感官淹沒，大浪退去後才發現殘留在人體裡面的水分，都已經化成淚水，且帶有鹽分，即使很想見證爸爸最後的每一個時刻，但淚水和鹽分讓眼睛沒辦法對焦，甚至久久也無法打開，差一點錯過爸爸呼最後一口氣。

自古以來，台灣就是台灣，是台灣人不可分割的一部分。呀，不好意思，我想說的是，自古以來，長幼有序，黑髮人送白髮人天經地義，對於華人傳統來說，有兒女送終是福分。只是當年每一個人都說我爸媽沒有這個福氣。

如果你沒有看過我上一本《我的遺書》，那我先自我介紹一下：我是陳偉霖，在香港九龍廣華醫院出生，一出生就斑點滿身，長滿黑色素痣，而且很幸運有些黑色點點被診斷為黑色素瘤，亦即是皮膚癌。小時候被醫生說應該活不久，過不了三歲、七歲、十一歲等，所以我爸、我媽在我小時候已經幫我買了納骨塔位，好讓我有天要搬離人間也有地方住，不怕我死掉之後也要努力賺錢付租金，他們直接把自己所有的存款都拿去付我的納骨塔費用。

我是民國七十一年、一九八二年出生的，還記得爸媽跟我說那個納骨塔位要一萬多港幣，那時香港大部分打工仔的月薪大概只有港幣一千多，當然我爸也是，所以基本上買一個塔位就要花掉他十個月的薪水，還沒算我們一家三口的生活費。除此以外，由於我身上超過一半都是黑色素瘤，幾乎有一半的皮膚沒辦法排汗，皮膚超癢，夏天可以一直抓，抓到把床單都染滿我的血；還有我怕熱，就算是春天也可以中暑的那一種。所以爸一邊為了我往生後的生活，買了納骨塔位；一邊為了我還在人間的生活好過一點，就在家安裝一台冷氣機，但後來我長大後才發現，原來當年我爸為了納骨塔和冷氣機的費用，他把工作的跑道從汽車維修員轉換到龍蛇混雜的麻雀館，為的都是希望我不管在生前或是死後都有一個安樂舒適的家。

從小到大，爸給我的印象是性格火爆、煩躁、沒耐性，媽常常說他連睡覺時眉頭也皺得緊緊；還有力氣大，用食指就可以敲破玻璃杯等，但最近十多年爸變得相對溫和，閒時會在家裡煮飯，研究新菜式，也會在家裡調港式奶茶鴛鴦，待人接物亦非常有禮貌，有時候我會取笑我爸：「你現在那麼祥和，都沒有人相信你以前會把正在熟睡的我直接打醒，還有我小時候差點被你從家裡的窗丟出去。」我爸很囂張地回我：「反正你現在長那麼大，以前的事你提也沒有人相信，乾脆不要提就好啦。」對，我爸也是一個相當幽默的人。

大概從二〇二〇年十月開始，爸身體開始不太舒服，常說很累，他試過一整天都在家裡昏睡，不用吃飯、不用上廁所。媽媽、弟弟都有勸過他去看醫生，不知道為什麼，他就是不想去醫院檢查。再過了一、兩個月，有一天爸也是很不舒服，但這次是他主動說去醫院掛急診，我們就知道大事不妙，爸一定忍到沒辦法承受才願意去醫院。不過，爸進醫院之後他的情況沒有改善，醫生為他做了很多檢查，在醫院住了好一陣子都找不到原因，醫生說最有可能是血癌，建議爸抽骨髓化驗。

最後一張家庭照

我永遠都不會忘記二〇二一年二月二十六日。

當天下午我要去搭飛往台灣的航班，開展新的使命；但當天早上，是我爸回醫院看報告的日子，看看是不是證實得血癌。

我很想陪爸去醫院看報告，但爸說：「你當天要飛去台灣，有好一陣子都不會回來，你跟我去醫院，報告也不會改變，就算我真的得血癌了，你又可以怎樣？我還有你媽、你弟弟，他們陪我去就夠了，你把你的行李細軟通通都收拾好，好好地把房子退還給房東，還有現在疫情期間，你可以的話就提早兩、三個小時去機場，雖然現在機場都死寂，沒有人搭飛機，但提早去也可以有時間應付突發情況。記住，不管怎樣都一定要搭到那一班飛機。我自己的事我自己搞定，放心。」

當我知道看報告和飛台灣是同一天時，我有在考慮要不要改機票，甚至把去台灣的計畫取消，因為我這些年做了不少支援癌症病友的工作，我自己也有多年患癌經驗（到底有什麼好炫耀），如果爸真的被診斷有癌症，至少我也可以待在爸旁邊，和他一起面對接下來要面對的種種困難，或是我可以親自去請教相關的專家，看看怎樣可以讓爸得到比較舒服的治療過程，同一時間可以讓媽媽和弟弟安心一點，分擔他們的心理壓力。可是，我除了得到爸拒絕我之外，我媽還有兩個弟弟都異口同聲拒絕：「你不要改機票，按照原定計畫去，你去台灣我們才放心，你爸才會安心，你不用擔心爸，我們會照顧啦，到時候如果真的是血癌再說吧，之後你就教我們怎樣做就可以了。」

在離開香港的最後兩個晚上，我和最親密的朋友相聚，表面上跟他們一一道別，但更像是我個人的情緒爆發大會，喝了兩個晚上，哭了兩個晚上，每個朋友除了把我抱得緊緊之外，他們更給了我很多安慰。在最後一個晚上，我最好的兄弟阿龍說：「你爸也是我爸，你爸或是你家人有什麼事情需要幫忙，一定要跟我說。你放心去台灣，放心去做你該做的事情。」然後他把我抱得緊緊，大概抱了十多分鐘，他的眼淚（還有鼻涕）一直沒有停下來。最後一個晚上喝到凌晨兩、三點，然後六、七點就要起床收拾行李，十點鐘朋友就會來送我到機場。我一邊整理房間，一邊在想爸媽他們差不多起床了？也該出發去醫院了？很想打電話給他們，但又怕我的緊張只會增加他們的壓力，還好弟弟也有一直跟我報告，他們出門了，他們開車了，他們停車了，他們到醫院了，他們在等醫生了；那時候我也剛到機場了。

到了機場，我先去 check-in，想說，二〇一九年之後，都沒有去過機場，機場有好一段時間只容許持當天機票的旅客或機場人員才可以進去，機場封鎖不是因為疫情，是因為政治原因。一個機場，三個感受：除了我自己要和香港道別之外；也擔心爸的病情，怕沒辦法在機場跟他們道別；還有另一個就是，對上一次來機場時，整個機場都坐滿了為香港打氣、追求公義的人，與今天看到空無一人的機場造成很大的反差，心裡不是味兒。

在櫃台辦理登機手續後，就收到媽媽傳來一句：「老豆，報告無事。」

收到爸不是血癌這個消息當然很安慰、很開心，但還會擔心爸是哪裡不舒服？可以驗的都驗過了，現在連骨髓都抽了，但醫生說就是沒事，那還可以再往哪一個方向去檢查？想著想著，又收到弟弟傳訊息說他們到了，先不管爸到底哪裡出狀況，先享受我可以如願以償地在機場和爸、媽、弟弟好好道別就對了。

沒隔多久就遠遠看到他們的身影，媽媽、弟弟一副超放心，笑得很燦爛的樣子。爸呢，爸就有點裝帥，嘴角稍微上揚，好像打贏了一場硬仗一樣，能在機場看到他們真的很夢幻。爸搶先說了一句：「辦好登機證了嗎？」在我的眼淚差一點忍不住前，我衝過去抱著爸爸，爸爸拍拍我的肩膀道：「好啦好啦，沒事啦，你老爸還未死掉，等我死掉再慢慢哭吧。」媽媽聽到就嗆他說：「你死掉才可以哭？你有多自私呀？到底？」然後我弟的笑聲緩衝了爸的尷尬。

我們一家人試過一起出國旅遊，但沒試過同一時間在機場出現，更不用說我們可以在「離港」的招牌下一起拍一張家庭照。沒想到，這次合照，是第一次，也是最後一次，我們這輩子再也沒有機會再一起拍照。

爸：「你回來也救不了我，倒不如留在台灣用你的能力去幫助需要幫助的人。」

我們在機場待了半小時，聊聊天、拍拍照，然後爸爸就說：「好啦，進去吧，等一下過海關後再跟我們報平安吧。」心裡想說應該還可以再待一陣子，我們這次說拜拜都不知道什麼時候可以再見了，為什麼不可以再多待一會兒？但我也看到爸好像不想再待在這個明明就很多難過，很多不捨，但說不出口的氛圍底下。我就和爸說：「好呀，那先走嚕，你們快一點來台灣找我吧。」在出境閘口，再跟爸媽弟弟揮手說再見，那一刻很不真實，根本不會覺得我們不會再見，我們不會再沒有機會一起坐下來吃一頓飯。

那時候的香港機場，彌漫著一片死寂，氣壓很低，在機場禁區裡那些要離開香港的人，驟眼看沒有一個人臉上是掛著笑容，每個人都看似心事重重，當然我也不例外。過海關，走到登機閘口，上飛機，扣安全帶，趁空服員廣播要把電話調到飛行模式之前，再自拍一張給爸媽看我已經安全坐在機艙裡，讓他們放心。飛機起飛，汀九橋、荃灣、沙田、九龍、香港島的畫面慢慢被白白的雲抹乾淨，太陽怕你畫面看太多觸景傷情，直接把你的眼睛刺到要拉下遮陽板。由香港開往台北桃園機場的航班只需要一個半小時，忙著整理一下入境的文件，什麼PCR核酸證明、入台簽證、手機換卡、填入境表格等，飛機很快就降落到台灣。到達台灣後，第一時間和爸媽報平安，怕他們擔心，然後卻換來一張他們其樂融融地在逛唐吉訶德的照片？一個半小時之前我們還邊哭邊抱著，一個半小時後就已經消化了？我的天啊！我剛剛還把台灣警察當成香港警察，差一點想轉身就逃跑呢？以前很多人都問的，到底你樂天的性格是先天，或是後天，現在你們都知道家庭教育是重要了吧。

我在台灣這一年，雖然沒辦法回家看爸媽，但我們沒有因為地域限制我們的距離，反而比以前更頻繁更新自己的生活狀況，爸常常不舒服，除了西醫之外也開始請教中醫師，希望身體可以穩定一點撐到台灣開關後過來走走看看。我們心裡有數，就算爸沒有好起來，但至少不要壞下來就好，但可惜事與願違。

二〇二一年十二月中，弟傳訊息跟我說如果我有空，就多找爸，因為爸最近都不說話，可能心情不好，叫我打給爸，跟他多聊聊，看看為什麼心情不好。於是我打給爸，爸也很開朗和我聊天，然後我問爸為什麼你跟弟描述的情況不一樣，爸說：「我ＯＫ呀，我還好，沒有什麼特別呀。」原來爸是為了不想讓我擔心才硬撐著跟我聊天。沒隔幾天，我又嘗試突擊他，打給他，才發現原來他不說話不是心情不好，是他沒辦法控制嘴巴。隔天，媽就說爸失禁了，那時候我們以為他是中風，勸他去醫院檢查，爸拒絕。我覺得爸應該知道自己的情況，有可能他心裡面也很清楚進去之後，可能再出不來，情願待在家裡，可惜他忘了他有多愛我媽，我媽爆哭罵他說：「你不是還要去台灣看偉霖他們嗎？你不是想再去高雄走走嗎？你這樣要怎麼撐到台灣開關呢？先去醫院檢查好不好，起碼我們知道你身體發生什麼事，之後要不要去治療你再決定好不好，先去醫院檢查一下？」那時候我在電話旁邊，心裡超難過。

最後弟打了九九九叫救護車，爸再一次在醫院做了很多檢查，一個多禮拜後醫生說不是中風，是肺癌，且已經轉移到腦部，是轉移性腦癌；不治療情況下，平均壽命只有一至兩個月，治療的話有機會可以延長三到六個月壽命。以上這些資訊是我自己在網路上找的，香港的醫生沒有和我們交代過什麼，只說是肺癌轉移腦部而已，具體情況要怎樣應對或有什麼安排也沒有第一時間和我們說，反而我去台北長庚醫院回診時，我的主診醫生讓我知道我爸可能要面對的情況，給我的資訊比香港醫生還要多，還有為我們做了很多心理建設，既溫柔又堅定地跟我們說我爸的日子正在倒數。

由於疫情關係，香港醫院每一次只准許一位家人去探訪病人。香港醫院和台灣醫院不同，在沒有疫情之前每天只開放午餐和晚餐時段、總共三個小時讓家人去看病人，不像台灣醫院一樣可以有一位家人全天候待在病人旁邊當照顧者。而疫情關係，除了限制每一次只有一位家人可以進去之外，探病者也需要至少打過兩針疫苗，所以我們和爸平常的溝通只能夠用電話視訊（但一開始爸是直接放棄和我們有任何聯絡）。還有我媽也有一些隱疾，醫生不建議她打疫苗，所以只能叫兩個弟弟當跑腿，幫爸更換行動電源（要知道香港的公立醫院長期爆滿，我爸就是其中一個要睡在走廊通道中間的住院者，也因為是通道關係，走廊的燈二十四小時燈火通明，以便醫護人員經過），幫爸打電話和我們視訊，因為爸那時候的手腳已不太協調，拿起電話對他來說是一件非常艱難的事。

爸被診斷是末期癌症後，兩個弟弟分別去看他，但他都緊閉雙眼，不管弟弟和他說什麼，他都裝沒聽到，就算和我視訊，他不會看鏡頭，弟弟幫他戴上耳機，他用僅餘的力氣把耳機扯開，我們都很無奈，直到弟弟和他說媽沒辦法來醫院看他，是因為現在要打疫苗才可以進醫院，媽每天都很擔心他，老大也不在，兩個弟弟因為工作沒辦法每天都可以來醫院看他，就算是視訊也好，是不是該珍惜我們能夠見到大家的日子？爸聽完後依舊皺皺眉頭，緊閉雙眼，但眼角再也藏不住眼淚。最後爸答應了和我們視訊，已經不知有多久沒有看到爸那麼憔悴的樣子，爸一睜開眼睛看到我們就很激動，不停流淚，我們不停地安慰他，但我們也掩不住自己的情緒，因為我們真的真的很想爸，看到爸哭我們也哭到爆。

跟爸視訊的半個小時，我們都不敢正面和他說：「爸，你知道原來你不是中風，你是腦癌，是癌細胞從肺部轉移上去的你知道嗎？醫生說你沒救了你知道嗎？」這些血淋淋的事實我們都沒辦法開口，因為我們也不想面對，能見多一秒就一秒，能聊一下平淡不過的事就好了，就算爸知道我們也不用跟他確認，只希望接下來在最後的日子可以多見一面，多聊些天就心滿意足。其中有一次和爸視訊，爸最有意識的是說：「你呀，你不要回香港呀，你回來也救不了我。」這只是上一句話，還有下一句是：「你回來根本沒有用，倒不如留在台灣去做你該做的事，去幫助需要幫助的人。你爸我活了大半輩子，沒什麼成就，但該做的都做了，沒什麼遺不遺憾。你們有自己的人生，怎樣去活你們自己決定，我不會限制你們，你們也不用因為我去限制你們自己的人生，你對你人生負責，我對我人生負責。」我知道這些才是他想表達的。

二〇一九年後，爸已常常叫我離開香港，出去幫助流散世界各地的香港人，那時候我還沒離開香港，我差不多每一、兩個禮拜都回老家一次，每次回家打開門都看到爸坐在客廳看新聞直播。他除了看電視之外，還有兩台平板、一支手機，分別觀看不同新聞媒體的直播。他一邊看會一邊罵，也經常嘆氣，慨嘆警察就算對待黑社會、對待殺人犯都沒那麼殘暴，說這些年輕人除了現在的生理創傷，未來或多或少都會蒙上一些心理創傷。這兩、三年來，爸一直記掛這些年輕人，當他知道我要去台灣時，他馬上就說：「去，趕快去。人在異鄉已經不容易，更何況他們是一群受傷的年輕人，要面對的困難更多。你可以去的話就去幫忙一下，自己人自己救，盡量不要增加台灣負擔。」這是他進醫院之前常常重複說的話。所以當爸在醫院和我說不要回香港，不是因為他不想看到我，只是他知道每一個生命都應該用在對的地方，確實我不是醫生根本幫不了什麼，反而我繼續待在台灣做該做的事，才讓他安心，才是對他最大的安慰。

爸離開了

每一次和爸視訊，我們都會盡力保持輕鬆和笑容，爸雖然沒辦法再很靈活地說話，但從我們對話當中看到他眉頭緊皺程度和眼淚澎湃度就知道，他腦袋和精神上都非常清晰，所以我們都盡量避免講一些沉重話題，例如香港現在又淪陷到什麼地步等；我們會分享每天生活的大小事，例如弟弟在香港上班遇到奧客，我在台灣在「待撞區」差一點被撞到等無關痛癢的瑣事，希望爸知道我們生活都安好，希望他可以輕輕鬆鬆安安心心過最後的日子。可惜我們和爸視訊聊天不到十次，我們知道一定會來、但沒想到噩耗那麼快來到。

當醫生診斷到爸是末期癌症時已經跟我們說，爸能康復甚至治療的機會都很渺茫，建議我們把爸轉移到安寧醫院，一方面爸可以得到更多舒緩治療，另一方面急症醫院需求量很大，很多病人在排隊等病床位。但就是沒想到爸才剛剛轉到安寧醫院幾天，在一月十二日的早上護士發現爸昏睡叫不醒，拍他好幾次都沒有反應，就馬上打電話給我弟，我弟弟是十點多打給我，但我醒來時已經是十二點。我打給弟弟，弟弟已經哭到不行，他一直哭著問我說：「爸爸是不是要離開了，爸爸是不是真的要離開了，那我們就怎麼辦，我不想爸離開，我們要通知爸爸的兄弟姊妹嗎？」

不知道我那時候是不是還沒睡醒，或是好歹我曾經也是一個禮儀師，我沒有太多情緒，稍微安慰一下弟弟，然後就叫他幫忙安排事情，先打電話給爸爸的兄弟姊妹，然後趕快帶媽媽去醫院看爸爸最後一面。我知道我也沒辦法安排得很好，因為我畢竟不在現場，所以我就很緊張打給我香港最好的兄弟阿龍，拜託他先去醫院，一邊持續跟我視訊，一邊當我的手手腳腳，感覺我就住在阿龍裡面，好像小時候看的《新世紀福音戰士》，我就是碇真嗣，他是初號機，我駕駛著他，他代替我幫忙安排事情。還有那時候因為疫情的關係，所以沒有打針的家屬都要先做ＰＣＲ，就算我爸正在死去，家屬也要先在醫院大門口等檢測結果，如果被驗出是陽性就不可以進去醫院內。我兩個弟弟都有打，但媽媽因為體質不適合打疫苗，所以一定要先做快篩，雖然等候結果只是十五分鐘，但對我們來說比讀一次《聖經》的時間還要長，爸會不會在媽等候結果的過程已經撐不住呢？媽也有責怪自己體質不好，不然一早就可以打疫苗，一早就可以進去醫院看我爸。以為等十五分鐘就已經夠讓你難受嗎？命就是這樣，越著急就越多問題出現，護士突然跟我媽說快篩結果是中了新冠，當下我在想到底人生要有多精彩，到底。

那時候頭腦也很紛亂，爸正在死去，然後媽又確診，我僅存的理性已沒剩下多少，我很想很想爸可以看到媽，媽也可以看到爸的最後一面，畢竟三個星期進醫院到現在，爸媽都沒辦法親眼見到對方，沒辦法牽到手，是不是真的要這樣結束爸的一生？我居然在電話偷偷跟媽說：「不如這樣，先把口罩戴緊，然後找機會衝上去看爸，但最好妳自己先噴酒精，也跟別人保持一．五公尺距離，好不好？妳敢不敢？萬一被抓也應該一年多就可以出來？」現在回想才覺得自己說了很好笑的話，在那時候卻是唯一可以見到爸最後一面的方法。想不到媽居然說好，她情願犯罪也要親自和爸爸說再見。正當我們都準備好衝上去時，護士跑過來說她誤會了，她以為有一條線就代表陽性。

「是在哈囉？妳知道我媽已準備以身試法了，現在才說原來是妳搞不清楚？妳第一天上班嗎？一條線和兩條線有多難分辨？新冠肺炎已經三年了，妳跟我說妳搞錯了？如果妳沒有及時發現那怎麼辦？我媽就這樣和我爸永別了妳知道嗎？」以上這些話當然沒有也不敢跟護士說，自己內心演了一個小劇場就算了，畢竟此刻不是要追求公義公平的時候，我只是想媽可以盡快看到爸就好，就算爸沒有意識，也希望媽可以多看爸一眼也好，就是不想他們這樣陰陽相隔，護士到底有沒有需要承擔責任這些都是後話。

經過這個陰陽小插曲，媽帶著手機裡的我跑進病房，這是爸三星期前進醫院以來媽第一次看到爸、摸到爸，可以面對面跟爸說話，媽一邊緊握著爸的手，一邊摸著爸爸的頭髮說：「老公老公，我到了。你打開眼睛看看我吧，我到了。老公我很愛你，你放心吧，我會活得好好的，你不用擔心，老公你要安心，知道嘛，老公。」媽一向都用「阿輝」、「傻佬」或「你老豆」稱呼爸，媽這一次用「老公」，不知道是不是因為爸聽到媽的聲音，他沒有張開眼睛，但眼角一直滲淚。我和弟弟們聽著聽著都忍不住爆哭，兩個弟弟和爸說：「老豆，我哋會好好睇住阿媽㗎喇，我哋會掛住你㗎老豆。（老爸，我們會好好照顧媽媽，我們會想你的，爸。）」至於我嘛，即使被困在電話屏幕，我和太太一樣喊到聲嘶力竭，我很大聲喊：「老豆，你放心，我唔會返香港，我會留喺台灣幫人，老豆我愛你。」就是說我不會違背跟爸的承諾，我會繼續待在台灣去協助需要幫忙的人，好讓爸放心離開。

我們拼盡力氣和爸說話，但可能是因為我們一家人的體能都沒有很好，平常也沒有做運動的習慣，我們講不過十分鐘要輪流休息一下，明明前一秒都全家哭到破音很淒慘，下一步突然比圖書館還要安靜。小弟突然問：「爸死了嗎？」我說：「我在電話裡我怎麼會知道，你看機器、或是看看爸還有沒有呼吸就知道啦，你以為我是電影裡的 Lucy 啊？可以在電腦機器之間遊走嗎？」然後媽也忍不住笑，突然在爸旁邊的我們全部都大笑起來，氣氛輕鬆到好像準備要接爸出院一樣。哭也哭不了很久，就算瘋狂把水倒進身體裡也不會馬上變成淚水。我們突然好像在家一樣，一直開玩笑，互相取笑對方，當然也會取笑爸，相信爸也想念我們一起在家生活的融洽氣氛。我們笑著笑著，氣氛緩和了，然後就發現爸的氧氣面罩再沒有霧氣了。爸真的離開了。就這樣，當了我三十多年的爸爸就率先完成他在這世界的任務了，畢業了。

爸真的離開了。

再也見不到他。

從甘霖老師到大體老師

爸呼吸剛停頓後，弟弟超大聲問：「爸死掉了嗎？真的死掉了嗎？現在怎樣辦？」我和他說，往生者離開後三十秒還會聽到我們講話，他這樣講爸會聽到的，爸聽得到但又沒辦法起來反駁我們：「對呀，我已經死掉了，怎樣。」那會讓爸很尷尬，我們還是有什麼話想跟爸說就說吧，讓爸安心一點，這是我們的最後機會了，爸可能再也不會聽到我們的聲音，想說什麼說什麼吧。

媽：「老公，你到下面要好好照顧自己。我愛你老公，不用擔心，我會好好照顧自己。」

弟：「老豆，我好掛住你，我會掛住你，我愛你老豆。」（註：粵語「掛住」是掛念的意思。）

我：「老豆，你放心吧，兩個弟弟會好好照顧媽，我也會待在台灣的，你放心啦。老豆，我都愛你呀。遲啲見啦老豆。」（註：粵語「遲啲見」是晚一點見，或是再會的意思。）

由於疫情關係，就算病人快離開人世，家屬陪伴名額也只有兩個，和跟過往疫情前可以所有家屬待在病人身旁有非常大的差別，所以在我爸快離開時，也只有我媽和我其中一個弟弟可以陪伴我爸離開，另一個弟弟只能和其他家屬，如爸爸的哥哥姊姊一樣要待在病房外面。當然，我們每一個人都希望可以待在爸旁邊看著爸離開，但疫情期間真的沒辦法，所以我有時候會覺得，我非常慶幸我不在香港，雖然我未能親身到場目送爸爸離開，但至少兩個弟弟都可以輪流進病房看爸，如果我在的話，弟弟們一定會讓位子給我進去。現在，媽可以一直待在爸身邊，兩個弟弟的崗位可以輪流替換，兩個弟弟都可以陪伴爸爸比較久一點。至於我嘛，我也從來沒有離開過爸的身旁，我的肉身只是變成一支手機，一直放在爸的桌上，默默地守護著他，很殘酷、也很感恩，我可以看到他呼最後一口氣，看到他心臟最後一次跳動。

當醫生正式宣布我爸的死亡時間後，這也標誌著有關爸爸之後的一切安排都是身後事。我們走出病房，爸爸的哥哥姊姊知道爸離開了，都臉帶愁容，畢竟爸是他們兄弟姊妹裡排行最小。我和弟弟稍微跟伯父姑姑交代一下爸爸的後事，就先請他們回家休息。

爸生前說過，他學歷低，沒讀過大學，性格火爆，動不動就動用三字經，這輩子好像沒為社會做什麼事，希望身後可以當大體老師，一方面可以把自己的遺體貢獻社會，一方面在大學當「老師」有夠過癮，一個決定滿足兩個願望很划算。當然，我們一家人都沒有反對，媽也很尊重爸的意願，即使她對當大體老師這件事有一點保留。除了爸想要當大體老師之外，爸之前也說過他對自己的身後安排沒有特別要求，我們滿意就好，畢竟喪禮是為了家屬而設，但他希望如果一定有喪禮的話，盡量簡簡單單就好。那時候我還答應爸說：「放心啦，你知你個仔我都有做殯儀㗎嘛，到時我幫你搞得好好睇睇！」意思就是說他有我這個做禮儀師的兒子應該很放心，我一定會搞得妥妥當當。但誰知道，今天我人已經在台灣，還答應爸我不會回去香港，讓他安心。

當醫生的遇到家人出事，有可能不是相關科別，不一定可以親自幫家人治療。但當禮儀師的，有想過沒辦法幫自己家人辦身後事嗎？原來是有的，我就是其中一個。有誰想到我曾經幫不少爸爸辦後事，輪到自己爸爸卻幫不了。那一種遺憾真的煎熬，我真的有想過要不要先回香港幫爸爸辦理身後事，但每一次都想起爸爸說的話：「你就算回去我也不會復活，接受現實吧，把生命留給還活著的人吧。呀，你不是看破紅塵，看透生死嗎？幹嘛這樣『婆婆媽媽』呢？」

我這十年來除了做一些和文化相關的工作，當然也花相當多的時間和資源去做生死教育，很多時候會遇到末期病患或是老人家，想拜託我去幫他們預先規劃好身後事，他們甚至希望我能夠在他們往生後幫忙執行生前已規劃好的身後安排，所以我就慢慢開始接觸到殯儀服務，甚至當過禮儀師及禮儀公司的企畫顧問等，這十年應該有幫過不少爸爸辦身後事，但到自己爸爸需要辦的時候，我卻沒辦法親力親為爸爸清潔、化妝、換衣服等我本來駕輕就熟的專業能力。還好這些年也有不少相關行業的合作夥伴，最後亦只能讓他們代勞。

因為爸爸先去當大體老師的關係，在把爸爸從醫院移送到大學醫學院之前，我們沒有太多儀式，在醫院殮房幫爸爸身體稍微簡單清潔一下（因為當大體老師就是希望可以讓醫學生接觸遺體最真實的一面）及幫爸爸換回自己平常穿的衣服後，讓我媽和弟弟看看爸爸最後一面，畢竟爸當大體老師畢業後，爸身上可能會看到學生學習過程的痕跡，甚至身體有些部分會拿去當學校的標本，以供教學用途，到時候就算媽和弟弟再樂觀、接受能力再高，可能也受不了，所以大部分的大體老師畢業後都會直接移送到火葬場火化，或者移到墓園埋葬。

爸跟我一樣，第一次去高雄就愛上了台灣

爸媽這輩子沒太多機會出國旅遊，第一次是他們去泰國度蜜月，第二次就是我們一家人去台灣，也是我們唯一一次全家人出國旅行。亦因為這一次旅行，爸爸直接愛上台灣，還說想搬到台灣開港式麵館，賣港式鴛鴦和墨魚丸麵。

相對台北，爸說更喜歡高雄，而且試過在高雄住了一個月。我問過他是不是因為他去台北的第一個晚上，被居酒屋老闆灌酒灌到醉，要兩個弟弟扛回家所以怕怕，他說他也覺得台北很不錯，生活的節奏也很貼近香港的步伐，不過可能是因為他以前在香港灣仔工作，雖然沒有像MTV裡的主角一邊戴著墨鏡撥著頭髮，一邊穿著素白T配五〇一牛仔褲，跟劉德華一樣在碼頭裝帥，但是因為他有十幾年上班要搭公車從九龍到香港島，他說每一次公車穿過海底隧道，看到維多利亞港都讓他心情好好。他說海港可能是每一個香港人的情意結，所以當他去到高雄鹽埕區的鼓山輪渡站搭船去旗津時，讓他想起雖然那個海港沒香港維多利亞

港那麼大，但那一段五到十分鐘的船程，已經足夠讓他懷念以前上班的日子。

除了旗津以外，爸也很喜歡高雄的氣候，雖然對香港人來說確實有點熱，但沒香港那麼潮濕，對於皮膚很容易敏感的媽媽來說也是一個生活的好地方。還有爸媽也非常喜歡高雄的人情味，他好幾次因為台語不會講，華語又講得太爛，但就是這樣很意外地交了很多高雄朋友，其中一個在三多商圈附近開熱炒店，華語也不太好的老闆，跟爸媽成了很好的朋友。當然還有我一個在林森二路開服裝店的長輩朋友，我都叫她姊，在我爸媽待在高雄那一個月裡，姊都會帶他們出去走走，爸媽在生活上遇到什麼困難，姊都會馬上出現幫忙解決，讓爸媽更放心在高雄到處走走、到處探險。

爸媽在高雄那一個月裡，特別是爸真的非常愛高雄，回到香港的三年後，爸還是對高雄念念不忘，常常上網搜尋、幻想自己未來的家，自己未來的店開在哪裡比較好，還想要在香港考機車駕照，提高未來在高雄生活的便利性。爸的認真，真的有讓我很認真去幻想過如果爸媽搬到高雄的話，那我是不是也有努力去台灣開拓更多發展的可能性，讓爸媽可以更放心，讓高雄成為他們第二個家鄉。

我在台灣這一年，常常和爸說你要撐住，疫情後再來台灣走走看看，看完之後還是想過來開麵館的話，我們在香港的老宅不用賣，反正我們都當了那麼多年的不孝子，出社會後都沒有給過家用，開麵館的錢就讓我們三兄弟分擔就好，但爸很是一貫作風說：「你們有錢就自己留住，你們擔心我們兩老未來的話，要不然我把香港的老家賣給你們好了，那你們就不用擔心我開店的成本。」

看到了嗎？我們的家庭教育跟一般的家庭教育真的不一樣，爸媽從來沒要求我們要給家用、要養他們，只會說他們有能力都會自己處理，他們希望我們三兄弟也一樣，學會照顧自己，對當父母的他們來說已經非常安慰；同樣，他們有問題也會自己解決，譬如說爸想在台灣開店，那他們先會賣掉香港的老宅套現，雖然我們是住在裡面，爸媽會覺得我們有手有腳自然會找到落腳的地方，他們不需要我們顧，他們也不會顧我們，因為十八歲就是成年人，成年人就要對自己負責任，這些價值觀可能對一般家庭來說覺得匪夷所思，但某程度上爸媽對我們非常有信心，這些信心比起怕我們長不大的關心更值得我們三兄弟珍惜。

雖然我們今天到了對岸台灣，爸卻到彼岸去；爸想在台灣生活，想在台灣開店這些心願沒辦法實現，如果是別的家庭的話，可能家屬還是會繼承往生者的遺志。但，我們三兄弟都很清楚，爸從來都不想他成為我們任何負擔，所以爸，你放心吧，我們絕對不會幫你在台灣開店賣港式鴛鴦和墨魚丸麵，因為我們三兄弟都知道，我們會顧好自己，但如果媽有什麼需要幫忙的話，我們也會義不容辭。爸，我們愛你，先這樣吧，再講你的話，我這本遺書的書名可能要改為《我給爸的情書》，還有可能要多三、四十萬字才夠。爸，我相信我們會再見的，但如果你不介意的話，那就再晚一點好了。

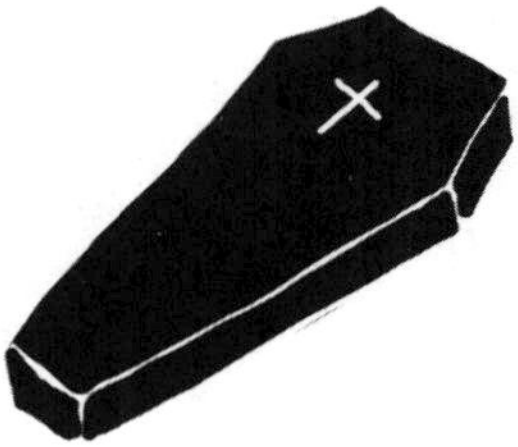

第二章

每個人都會死，
只是我比較早而已。

活著可以問為什麼，但不可以問為什麼而活著

從小時候開始，我就一直被說與死亡為鄰，說實在，我真的不知道為什麼要活著。我知道當我說這句話時，很多人接下來的反應會是，「那你有想過自殺嗎？」「哇塞，你不是生命鬥士嗎？為什麼會講這些話。」「你小時候是不是受過什麼霸凌？」「人生很美好呀，往好處想就好啦，沒什麼問題解決不了的。」

不知道什麼時候開始，只要有人說一句「不知道為什麼要活著」，就會被「正向」理念瘋狂轟炸。不知道為什麼「等死」，就會被說成「不想再活下去」，甚至被認為是有輕生的念頭。

先不說我有沒有想過自殺，就算我有，或是曾經有過，那又怎樣？從小到大都一直被歧視，說我是斑點狗、瘋狗、外星人等，還有搭公車會被指指點點、去沙灘穿短褲會被取笑、被計程車司機拒載、上下班時間搭捷運我旁邊的座位十次有八次都是沒有人敢坐、日常生活

被排擠的經驗基本上是生活不可或缺的一部分，每一次出門即使做好心理準備，最後也是遍體鱗傷的回家。呀，還沒說每一天、每一刻都要承受皮膚癌送給我不同程度的不便，還有痛苦及死亡的威脅。

先生小姐們，想請問一下，這樣的人生，即使想自殺也是合情合理吧？應該也會得到你們的體諒吧？有誰願意身體、精神、心靈，無時無刻持續地受到不同程度的傷害？你們嗎？要不要換一下 Line？還是不用那麼浪費時間了，直接交換人生就好了。

我沒有自殺，我覺得是幸運而已，好吧，怕你誤會，再說白一點，我想說的是，不是每一個不想活下去的人都可以那麼幸運。

我幸運的原因是一出生就被批判活不久，這一點很重要。在出生的那一刻開始，爸媽還沒能利用時間來建立更多親子之情時，就先被醫生、或是人類醫學文明灌爆我活不久、我很快就會死掉的訊息。這就是為什麼我活著的每一秒鐘都承載著我爸媽悲喜交集的複雜情緒，一邊看到我活著就開心，一邊看到我活著就很擔心，還有一點點傷心和憂心混在裡面。

我這個短命人就是因為短命的關係，很自然就會有「活著要幹嘛，幹嘛要活著」這個想法，這想法是中性的，沒有負面甚至沒有任何情緒，真的只想問問到底為什麼要活著，長大後才發現這個問題只要你是以哲學系學生的身分去問，那就沒有問題了，不然你會很容易得到很多社工師、精神科醫生、心靈治療師、正向教育家的關心，因為普遍社會都認為這是學術性的問題，並不是日常生活中可以出現的話題。還有一些正能量的人會走過來關心你，說做人應該要保持正面，應該要著重未來，人類該問的不是為什麼是這樣，因為再問也無濟於事，知道答案也不一定可以改變，反而我們該去問的是我們可以怎樣改變未來，擁有不一樣的人生。

哇塞，聽起來是不是真的很動人。

說真的，這些動人的話沒有錯，講這些話的人當然也沒有錯。但現在我只是想問「為什麼」而已，為什麼連問一句「為什麼」就被說成我不應該有這些負面的想法，為什麼問一句「為什麼」都不行，我們小時候不也是常常問「為什麼」嗎？為什麼長大後卻不聞不問？因為已經很清楚自己的人生目標？或是已經跟大世界妥協，默默當一個社會齒輪就夠？

等待死亡是我活著的意義

活著的意義到底是為什麼呢，如果你在網路上找一找，就不難發現好多人都會說：等死。如果你沒病痛健健康康、生活得開開心心的話，基本上等死這兩個字與你無關，即使我們最終都難逃一死。但對於我這個從小到大都被譽為跟死亡很接近的末期病患，等死就好像變成我生活的一部分，等死也好像是我活著的意義。

還記得第一次我親耳聽到我和死亡的關係，是從我外婆家那邊聽到的。小時候，我們每一個禮拜都會去外婆家聚會吃晚餐，不知道台灣人是不是都有這個傳統，家長很喜歡叫小朋友幫忙做家務，在準備吃飯時，我媽媽一定會叫我去廚房裡拿餐具，就算年紀小也應該幫忙分擔家務。當我準備進廚房找碗筷時，在廚房外面就聽到我舅母問我媽：「偉霖最近還好嗎，醫生有沒有說他最近怎麼樣，到底還可以活多久？」這是我第一次親耳聽到原來我活著的意義就是遇見死亡。

自那一次聽到舅母對我的關心之後，我常常都會在想到底我活著幹嘛，我每一天醒來起床刷牙、吃早餐、換衣服、上課下課、跟朋友玩一玩就回家，明明不喜歡就不用做功課，但不做就沒什麼事可以做，還有雖然爸媽沒有一定要我努力讀書，但我每天好像也跟正常的小孩子一樣，偶而媽覺得還是迫我做做功課也不錯，反正我沒事做。每一天最感受到活著的時刻，應該算是和弟弟吵架。每一次跟他玩，都特別感受到滿滿的生命力在與我交流，他會生氣、他會哭、他會罵我、他會打我、他會跟媽媽投訴，他把所有對我的不滿，都用他最真摯的情感表達出來，雖然我覺得我這樣說是不太好，但每次他對我發脾氣，都默默把我自己的存在感刷得滿滿，我知道他很在意我這個哥哥，也是因為他的在意，我才發現除了等死，我好像還有別的生存意義。但當然，我也不會每次想刷存在感時就故意把弟弟弄到痛不欲生，畢竟我爸的脾氣也不是很好，非常火爆，如果他下班回來一打開家門就看到我們兄弟在吵架的話，我活著的意義又回到那個原點：等死。正確來說，應該是等著被爸打死。

小時候的生活大概也是這樣過去，每天都知道自己等死，但除了偶而看看家庭醫生之外，在我印象當中第一次住醫院，甚至第一次做手術，已經是國中的時候了。那次應該是我有自我意識以來第一次感覺到死亡。

國中時有一天發現肚臍附近的黑色皮膚有點變異，我才慢慢發現原來我的黑色皮膚並不是只有外表好不好看的問題，原來和我的死是很有關係。還記得家庭醫生很抱歉地和我說：

「偉霖，對不起，我這邊能力有限，只能夠幫到這裡，往後的日子可能醫院才能幫到你了。」

家庭醫生開了一封給醫院的信，我便開始重新和醫院建立不可能再擺脫的關係，也是因為家庭醫生這封信，我才發現我和醫院是有過一段漫長但我完全沒有記憶的過去。

第一次認識皮膚癌

記得那時候我十四歲，第一次去醫院看診就是去看整形外科，整形外科以我的認知是做醫美的，而且通常以女顧客為主，那時我滿腦子都是黑人問號，為什麼我要來整形外科，我天生雙眼皮，也沒有要隆乳，是不是醫院誤會了什麼，我真的不需要再變漂亮一點，我已經夠美了。當然，後來就發現整形外科是和身體外表的功能喪失或是外觀缺損手術相關的，而原來我很早就已經是整形外科的老客人，只是爸媽沒有告訴我而已。早在我出生一個月左右，爸媽就抱著我去香港所有的醫院求診，幾乎香港所有醫院都有我的求診記錄，當中有些醫院建議把我的肉割下來去做化驗，看看這些黑色皮膚到底是怎麼回事，爸媽即使不太了解到底有什麼風險也沒辦法不答應，因為那時候只能夠完全相信醫生，這也終於解釋了我心中多年的疑問，為什麼我身上有那麼多大大小小的疤痕，媽以前還會輕輕帶過就算了，但現在到了這個田地，都在醫院了，已經沒什麼好再隱瞞了。

在醫院的感覺很奇妙，你以為你是第一次來，很多東西都很陌生，但看看醫院的記錄，醫院早就比你更早認識你自己，你還沒看清楚世界時，醫院早就把你看得一清二楚。說真的，那時在醫院一度有被騙很久的感覺，因為醫生很冷漠地和你打招呼後就毫無情緒地把你看診記錄唸一遍，那時媽也在我身旁，每當醫生說到一些好像很重要的話，媽媽都會和醫生說：「這些我們都知道，不用再說。」但應該只有我不知道自己到底是怎麼回事，可惜那時候還沒滿十八歲，家長或監護人是有絕對權力去「建議」醫生什麼該說、什麼不用說。當然我也有問我媽到底是怎麼一回事，但爸媽只會安慰我說沒事沒事。如果真的沒事的話，爸媽又何故要安慰我呢？我真的很想知道我到底是發生什麼事，這些黑色皮膚是什麼，為什麼我要來醫院，為什麼醫院對我狀況瞭如指掌，為什麼媽要阻止醫生和我直接對話。

香港公立醫院有限制探訪時間，和台灣的不一樣，台灣公立醫院可以讓家人二十四小時照顧病人，因為護士不會照顧病人日常生活的起居飲食，但香港公立醫院裡的護士是需要照顧病人的日常生活，家人的功能大概只是提供補給品，所以香港公立醫院的家人每天能夠探訪病人的時間只有中午一個小時和晚上三個小時，如果你家人要上班，下班時間又很晚的話，基本上一星期也看不到家人一眼。

雖然不是每天都有機會看到爸媽，可我多了很多時間去調查自己的病、還有自己在醫院的過去。但你知道，原來在病房裡，病人是不可以隨便翻開「排版」病人的病歷記錄，在病床前掛著的雖然是你這位病人的病歷記錄，但這記錄主要是讓不同科別的醫生、病房裡的護士去理解你的狀況，從而調整治療方式或策略，病人擅自翻閱病歷記錄聽說是違法行為。不過，縱使如此，我也沒有被嚇倒，既然我爸媽死都不講給我聽，那我自己去查就對了，反正一天二十四小時待在病床也沒事做。

過了幾天，好不容易找到機會偷偷翻開自己的病歷，偷偷拍下來，然後拜託我同學給英文老師看，但學校沒有一個英文老師看得懂，我還怪他們英文很爛憑什麼在學校教書，後來才發現，醫生寫的字和茶餐廳員工一模一樣，只有他們才知道自己在寫什麼，不是內行人，根本沒辦法看得懂。於是我又從護士著手，每天都裝得很不開心，試過在他們面前偷偷哭，希望得到同情，可以和我解釋我的身體狀況到底有多不樂觀。終於經過好一陣子的努力，有一位護士受不了我每天都裝哭，偷偷跟我講在病歷上面醫生有寫 Melanoma 這個字，原來是皮膚癌的一種。我再問護士，那到底是我全身都有皮膚癌，還是只是肚臍附近那個腫瘤是皮膚癌呢？護士說那個腫瘤雖然還沒化驗，但醫生認為是良性的，反而我身上的黑色皮膚有某一部分應該是和 Melanoma 有關。護士說他也只能夠說到這裡，因為他是護士，真的不太方便講太多。

這是我一生中第一次聽到我有皮膚癌這回事。

本以為我會像那些電視劇一樣，對著天大喊：「天啊！為什麼是我！何必偏偏選中我！我的人生沒了！我沒有未來了！我快死了！天啊！我才十四歲！為什麼要這樣對我！」但真的，當下聽到第一個反應沒那麼誇張，只是跟自己講了一句：「怪不得，我爸媽一直不讓醫生直接和我溝通，可能是怕我難受吧。」就這樣，我知道原來我的死，是和皮膚癌有密不可分的關係。

我知道我有皮膚癌，是一回事；我爸媽知道我有皮膚癌，又是另一回事；我讓爸媽知道我知道我有皮膚癌，更是另一回事。我知道爸媽從小到大都很保護我，怕我被歧視，怕我活得不開心，所以就連我罹癌也不跟我講，但我已經十四歲了，我覺得是時候要和爸媽一起分擔一下我罹癌的壓力，不想他們再以保護我之名讓我們一家人不能坦坦白白面對一切。

第一次當病人

在醫院又過幾天，爸媽來探病，醫生說要預備幫我開刀，把肚臍那個腫瘤切下來，不然它會一直侵蝕其他皮膚和肌肉。那時候我問醫生：「那這個腫瘤是良性或是惡性？」醫生說很大可能是良性的，我再追問：「那我有哪一個部分不是良性的呢？」醫生看看我爸媽，當我媽準備安慰我的時候，我跟媽說：「其實我知道了，我有一些皮膚是腫瘤、而且不是良性，是惡性的，我們不要裝了好嗎？我不怕有癌，更不怕死不死，我最怕的是我們不能坦白地相處。我們都別再裝了，可以嗎？」媽還沒反應過來，醫生就想要打圓場說，他們也不知道我哪一塊皮膚是惡性，哪一塊是良性，如果真的要搞清楚的話，就要全部都割下來拿去化驗才知道，但過程中我要承受的和三級燒傷一樣，要長期住院，結果我很可能不是因為皮膚癌，而是因為細菌感染而死掉。說真的，醫生說這句話真的有夠痛快，一方面可以為我爸媽開脫，另一方面又很快、很清晰地讓我知道我身體的嚴重性，也解釋了為什麼明知道我有皮膚癌卻沒有去換膚，因為換膚也有相對的風險存在。後來我爸說，原來在我讀幼稚園時，爸媽曾經想過帶我去換膚，但聽到未來十幾年可能要進進出出醫院，也不能夠保證可以完全康復，就打消這個念頭。

我很感謝我爸媽那時候沒有帶我去開刀換膚，真的，真的很感謝他們並沒有這樣做。因為對於我來講，不管做不做手術，我的外表對於一般人來說都是怪異的，不管是全身都有黑色斑點，或是手術後全身都有換膚的瘡疤，對於外人來說都是一樣，就是怪。再者，如果我花十幾年去換膚，我的童年基本上是在醫院裡渡過，還有要承受三級燒傷的痛楚去面對每一天，但問題是十幾年過後，皮膚癌也很有可能復發，那我童年幹嘛要浪費在這些地方？到頭來不就是白忙一場，且身上及心裡多了很多不同程度、不能磨滅的傷痕。

跟爸媽坦白一切的感覺真的爽到爆，因為不用再你瞞著我，我又瞞著你，也是因為互相坦白，才知道爸媽的看法也跟我一樣。因此他們沒有答應以前的醫生接受換膚手術，情願我的生命短一點，但每天都自自然然開開心心等待死神比較好，反正也逃不了，倒不如把餘下時間以活得夠爽作為人生目標，不用再為了延長生命而延長生命，該活就活，該死就死。透過這一次的坦白，我覺得自己很幸運有這一位爸爸當我的爸爸，有這一位媽媽當我的媽媽，因為我們對待生命的價值觀都是一致的，這讓我更放心、更放任、更放縱自己去作自己，不只是因為我有爸媽作為我的強大後盾，而且他們也是我的同路人。

那肚臍附近的腫瘤怎麼辦？不做了嗎？當然不是。我和家人的共識是，不會為了延長沒有趣味的人生而延長生命，但會為了確保我人生的生活品質得到維持而去治療，這個腫瘤影響到我本來想追求的生活品質，我就把它割掉，但如果它對我的生活沒有造成太大影響的話，我會選擇先與它共存，然後透過我的愛慢慢去讓它知道，我跟它並不是對立的，我們是可以好好相處，共用同一個身體的，前提是它不會影響到我想追求的生活。

所以最後那個良性腫瘤我還是把它切掉，也停課了好幾個月，幾乎有一整個學期都在醫院渡過。這一陣子也可以讓我整理一下自己的思緒，思考一下接下來的人生該怎樣走下去，同時間也和皮膚癌正式建立外交關係，希望大家各自有各自的生活，但同時也可以好好共存、甚至相處，畢竟皮膚癌當皮膚癌也不是它自願的，我當我也不是自願的，我作為人類也不是自願的，既然大家都不是自願，既然大家都有這個共通點，那我們可以試試從這個共通點來發展到一個雙方都能接受的共識，找到共識，就找到共存的理由。

也許你覺得我這樣想是不是有點白痴，怎麼會想和癌症共存，癌症明明是殺人如麻的兇手，世界上有多少人因為癌症生不如死，而且皮膚癌也不會講話，甚至沒有意識，怎樣可以把癌症當作一個人對待。但我真的相信，身體是可以跟心靈溝通的，不只是單方面傳遞訊息那麼單向。你有試過出車禍嗎？在台灣生活，一生中難免碰到一、兩次交通意外吧，你知道當你身體受得傷越嚴重，你就越不會感到痛楚嗎？因為身體想保護你，不想你承受你承受不了的痛。很多人出車禍之後可以馬上站起來，若無其事的樣子，是因為身體正在釋放麻醉劑，等待你可以承受得起，身體才會慢慢讓你回到真實的情況。

我自己也試過很多很多次，身體痛到不行，然後我躺在床上一直跟身體聊天、溝通，有時候甚至會對他們發脾氣，當然不會每一次身體都會聽你的，他們也是有性格的好不好，但至少我會選擇讓他們知道我的感受，這次你不讓我，那我下一次也不會給你好過。久而久之，腦袋、精神、心靈和身體慢慢就會有一種默契，讓大家受到的影響減到最可以接受的地步。有時候我會讓它一下，什麼都不做，休息好幾天，有時候我會跟身體說，我的工作在趕死線，拜託忍耐一下，再一下下就好，讓我順利完成我要做的事。

把那個良性腫瘤切除之後，不管是身體或是心靈也要重新適應。身體方面因為做了切割手術，加上沒有植皮關係，只是把周邊的皮縫起來，醫生說未來有一段時間走路也要注意一下，不然傷口就會破裂，到時候就更麻煩。心靈方面要調整的比身體要調整的更多，因為我終於知道我的身世，為什麼親戚常常擔心我的安危，為什麼他們都會說我活不久，原來那些黑色皮膚就是皮膚癌，我也終於要承認自己是一個癌症病患。

雖然外表沒兩樣，在旁人看來卻是一頭外星生物，雖然我也是從小到大都知道我活不久，但這跟要承認自己是癌症患者是兩回事，感覺好像我一出生就犯了一件很大的事，然後像個嫌疑犯被拘捕，被還押十幾年，今天終於開審然後被批無期徒刑一樣。心靈上多多少少也是需要調整一下，跟自己大大說一聲：「喔，原來我是罪犯。喔，原來我是癌症患者。」

我躺在病床，靠著窗，對著天空在心裡大聲吶喊之後，就要接受這一個全新的自己。

與死亡為鄰，讓我更盡情地活著

十四歲的那一年，是我第一次想到「未來」。

十四歲之前，知道自己會死，但不知道原因，不過也沒關係，因為過得一天得一天。十四歲知道自己原來是癌症患者，那一剎那感覺有點安慰，因為我原來不完全是一個外星生物，因為癌，把我和地球人連結在一起，原來我也算是半個人類，因為癌是地球人獨有的，直到今天也沒有發現過其他星系有癌的存在。

因為癌，我找到一丁點的歸屬感。找到歸屬感，才會想為這個地方貢獻一些什麼的。而當你在想要貢獻什麼的時候，才會跟「未來」有關係。貢獻自己之前，我一直在想到底這個世界需要我嗎？或是本來人類要主動去找到被需要的價值。那到底人類是什麼？什麼才算是human-being，而不是human-doing？我在醫院裡的每一天都在想到底我是誰？我在哪？我要幹嘛？最後沒有想到什麼偉大的事情，只是想到，如果每天都在做自己喜歡的事情就好，那什麼是自己喜歡的呢？我第一個想到的事是我想要證明「天生我才必有用」是真的，我們的價值一出生就已經存在了，不需要經過別人的認證才能證明自己的價值。

那我怎麼做到這件自己喜歡的事情呢？最簡單的方式就是從自己開始。我想要從自身開始，即使我裡裡外外都不被世界所認同，但不會影響我的存在價值。外在的方面我已經有先天優勢，就是我的外表，我的病，那裡面呢？當然我不是說我要當一個罪犯什麼的，在這個地球上，只有你沒什麼學歷，普遍大眾都認為你裡面沒有什麼東西，甚至覺得你沒什麼內涵，覺得你沒什麼教養。那一刻我就跟自己說：「那我就要當一個裡裡外外都是零分的人吧。」康復後我回到學校，每一次考試不管是校內或是校際公開考試我都是以零分為目標，然後用一個有病但沒學歷的人生在世界上證明自己存在的價值，希望每一個人即使沒辦法逃離世界所給的價值觀，但也可以好好地相信自己，以自己為榮地活著。

還記得那時我國中三年級，我和老師分享我的想法，老師和我說：「既然你覺得每一個人都有自己的路要走，那你在學校不要鼓勵別人和你一樣放棄學業，因為不是每一個人的心智都跟你一樣。你有想走的路你自己走就好，不用拉別人跟你一起走。」這句話提醒我很多，老師說得很對，我用這個方法在活出自己的人生，不代表別人也需要透過我這個方法來證明他們自己，我做好自己就夠。所以國中畢業後到出社會那十年，我都是以「I do what I like」為人生的座右銘，不管後果，想做就做，不要主動去影響別人，也不要給別人影響。那十年做過很多很瘋狂的事，我覺得那十年是唯一一段不理其他人的目光，完完全全為自己而活的日子。至於那十年發現什麼事，我上一本書都寫下來，在這裡也不用多說，因為直到二〇〇五年，我又再度面臨死亡的威脅，跟死亡的距離比十四歲那一年更接近，而且我的人生座右銘、我的人生觀完全改變。

就算上斷頭台，也斷不了跟死亡的關係

二〇〇五年我和幾個伙伴一起辦雜誌刊物，剛好那時候我們都有自己辦雜誌的相關經驗，大家也不想打工，他們當中有些是攝影師、廣告、公關等，而我是負責汽車雜誌部分的編輯和撰文。除了這個工作，那時候也會跟一些公益團體合作，看看怎麼可以協助學生畢業之後有更多發展機會，幾乎每一天都忙得要死。記得有一次和雜誌伙伴在咖啡廳開會時，我突然吐了一點點血，把他們嚇到，我還開玩笑說在咖啡廳吐血很像ＴＶＢ無綫電視台常常會出現的連續劇劇情，而且我本來就是癌症病患，吐血也合乎我的身分吧，不用太擔心。但我自己心裡知道，雖然我罹癌，但我沒有吐過血，以前頂多都只是喉嚨發炎才會帶一點點血絲罷了，怎麼會突然變成電視劇的劇情一樣。

我稍微安慰一下伙伴，也默默安慰一下自己，就再沒有理它。這情況持續了好一陣子，大概是一個月左右吧，有一天晚上從電視劇劇情直接變成恐怖電影裡的畫面一樣。

那時候是晚餐時間，爸在煮飯，我和我弟剛回到家沒多久，飯還沒煮好，我又有想吐想吐的感覺，跑到廁所裡時我已經控制不住，跟《唐伯虎點秋香》電影裡的「對穿腸」一樣噴了很多血。整個過程有多久我都忘了，噴了多少我當時也不知道，唯一知道的是我爸比我更活在當下，因為那時我跟我爸說我吐血了，爸還問我怎麼辦，要不要明天帶我去看醫生，天啊，我都吐成這樣，爸還可以很安定地說明天帶我去看醫生，那時我才知道原來我的樂觀是遺傳我爸的，但也沒遺傳很多，不然我不會叫他先看看現在廁所的情況，然後再考慮一下要不要趕快叫救護車比較好。

爸看完廁所的情況後馬上就叫我弟叫救護車，救護車來到也是問一下平常會問的問題：「你是誰？你在哪？你知不知道自己在幹嘛？」然後救護員看到我有吐血的狀況，而且很嚴重，就吩咐我忍著不要再吐，而且不要吐在他們身上。但老實說，我那時已經快暈倒，而且吐不吐也不是我可以控制，本來很想跟他理論，但我已經戴了氧氣面罩，只好盡力點頭，配合他們的救治。

送到急診室，醫護人員已把我的衣服都剪掉，把很多很冰冷的儀器貼在我身上，也不知道在急診室待了多久，然後就被送去深切治療部，即是台灣的加護病房。在加護病房裡，我看到醫生護士的焦急，不停想辦法幫我排除吐血的情況，因為醫生說怕我被血塊嗆到，如果吐不出來可能會讓我窒息，所以最終可能不是癌症而死，而是被血塊阻塞呼吸道而導致死亡。當時一邊看到護士很緊張在弄醫療機器，我一邊在想人生是不是還沒到最後一秒鐘都不會知道發生什麼事，如果我真的因為血塊窒息死亡，應該震驚不少認識我的人。想著想著，突然我爸、我媽、我弟弟就出現在我面前，我們隔著一塊厚厚的玻璃，聽不到對方講話，只能從他們的表情，他們的眼淚感受到他們對我有多擔憂。

這是我第一次住加護病房，也是我第一次感受到自己真的是一個生命受到威脅的病人。對於我這個自小被判活不過三歲，身患絕症的人來說，在加護病房裡的每一個畫面，既熟悉又陌生，明明自己是和死亡很近，但又沒什麼住醫院的經驗。好了，現在醫生說如果血塊沒有及時處理，我隨時會死掉，這些話對我來說明明很駕輕就熟，但卻很難把這些話消化。

在加護病房這一個禮拜，有腫瘤科、整形外科、胸肺科、內科等醫生來看我，發現我吐血不是因為有肺癌，是因為肺結核而已，但為什麼會有肺結核，原來是因為我的皮膚癌使免疫力下降，所以比較容易感染病毒。肺結核在今天的醫療科技來說，沒那麼容易致命，只要吃一年到一年半的藥就會痊癒，所以當醫生發現吐血是因為肺結核，他們都鬆了一口氣，不過我皮膚癌的部分就不太樂觀。經幾番檢查後，發現我背部的皮膚癌已差不多侵蝕到骨頭，要盡快動手術，不然癌細胞就會轉移到骨頭，變骨癌。可惜的是，動手術前要先控制好肺結核，起碼要知道我吃的藥是有效，不然可能在手術室裡讓醫生、護士、麻醉師受到感染的風險。所以我當下要和時間競賽，盡快證明我的肺結核是受到藥物束縛的同時，也要趕快在皮膚癌轉移到骨頭之前把它切除。

那時候我背部的皮膚癌擴散的速度很快，我背部大概有一個跟木瓜體積那麼大的癌細胞，我自己也沒有發現，外科醫生很坦白地和我說，光是用切割的方式也不一定可以切得乾淨，而且因為面積實在太大，加上我本來的皮膚有很多一點一點的斑點，很難找到另外一塊沒有癌細胞的皮膚做皮膚移植，就算手術成功，但因為影響的面積太大，傷口也很容易有細菌感染。不管是時間上的安排、肺結核控制、腫瘤切除手術難度等要面對的風險也不少，叫我和家人要有心理準備。

又過了三個星期，終於聽到醫生說我肺結核的傳染性已控制下來，可以馬上安排外科手術把背部那顆和木瓜一樣大的癌細胞切除，免得擴散到骨頭裡。

我和國中時一樣靠著窗對著天說：「我是不是該走了？」我這十年很認真去活，很放縱地做自己喜歡的事情，如果真的是時候要下車，座位要留給下一位乘客的話，我預備好悠遊卡，不管你什麼時候幫我按下車鈴，我隨時都預備好下車。

如果你問我有沒有不捨的話，當然有很多，譬如說你在公車上遇到朋友，當然想多聊一兩句，但你的站到了，你還是該下車。這個站是你應該下的，就要抓緊司機打開車門的機會，不然有可能會影響到還在車上的乘客。有遺憾嗎？我會說沒有，因為那十年真的活得很任性，很自在。當然我知道家人一定很難過。我這樣說可能會覺得我很不孝順，可能覺得我很冷血，但我覺得不管我可以活多久，只要我比父母「提早」離開，他們都一樣難過，不管我是幾歲死掉。同樣，我也相信不管我幾歲離開，他們都一定有辦法安慰自己，譬如說，我三歲死掉，他們可以說三歲死掉也好，不用痛苦那麼久；我三十歲死掉，他們也可以說活到三十歲該玩都玩過，應該沒什麼遺憾了。

又再過了一個星期，醫生說麻醉師和手術室都已經約好，請我們做好心理準備。爸媽聽到醫生說要有心理準備時，依舊假裝很堅強、很樂觀，安慰我說沒事沒事，一定有方法，一定會沒事。不過我心裡知道，他們有多愛我，就有多擔心我，當下我只能夠繼續活好自己，希望他們知道我已經預備好，希望這樣能安撫到他們的情緒，也希望可以留下一個堅強的形象陪他們一起面對喪子之痛。

跟爸媽道別

動手術當天，爸媽一大早就來醫院陪著我，但由於還沒到探訪時間，他們只能在外面待著，而我在病房裡開始做一些手術前的檢查，換手術服等，忙東忙西根本沒辦法出去病房外面看爸媽，直到我被推出病房、搭電梯去手術室，在電梯裡的那兩分鐘我才看到爸媽。那兩分鐘，我們只是很見外地問問有沒有吃早餐，有沒有睡得好，然後不知道還可以說什麼，氣氛相當尷尬。到了手術室門口，護士說了一句：「家人陪到這裡就好。」媽才忍不住哭出來，說一定會沒事，他們會等我出來，爸說了一句：「去吧。」看起來很瀟灑也不失優雅，但我知道他心裡百感交集，五味雜陳，只是擺脫不了雄性的模樣而已。

什麼叫生離死別，以前並沒有太多感受，但這一次不知道是不是因為被手術的風險嚇到，或者是我長大了，多多少少都會有情感的波動。進手術室那一剎那感覺真的再沒有機會看到他們，那種感覺是不捨，如果可以再相處一下也不錯，但只是可能真的要告一個段落。我也不太確定自己是不是在經歷所謂的生離死別。

推進手術室之後，反而覺得如釋重負，好像現在只要專注準備迎接人生最後一個句號就可以了，再沒有其他關係、沒有其他事情需要你處理。在注射麻醉藥前，麻醉師再一次問你：「你是誰？你在哪？你在幹嘛？」好讓你清晰再確認一下你接下來要面對的狀況。我一邊回麻醉師的提問，我一邊心裡禱告，我跟上帝說謝謝祂給我的一切，我知道生命有始有終，我也已經做好心理準備，但如果可以，而且上帝又不太嫌棄，同時又覺得不太麻煩的話，我希望我家人都可以平安，安安穩穩地繼續過好我參與不了的新生活。本來我還有很多話想說，想拜託上帝照顧一下，但說著說著就睡著了，然後我在夢裡看到一道很強的光，非常亮，但又不是太陽很曬的那一種，就算正面對著它，眼睛也不會覺得刺刺的。

看著那一道光大概兩、三秒左右，有一個穿白袍的人經過，她走過來問我說：「你痛嗎？要止痛藥嗎？」那時候我真的以為自己已經在天堂了，所以我和她說：「都在天堂了，還需要止痛藥嗎？還會感受到痛嗎？」她聽到就默默離開。再過沒多久，她又再一次過來問我痛不痛，要不要止痛藥，我說真的不用，雖然我是第一次來到天堂，但多多少少都知道天堂裡，不用再受人間痛苦，還有天堂裡不用再分什麼是美麗、什麼是醜惡，天堂就是這麼一個地方。我記得我說話的時候是看著她的眼睛，她是一位不太漂亮的阿姨。

等等，在天堂裡不是一個什麼都美麗的地方嗎？為什麼我的腦袋還在用人間的審美觀呢？我忍不住問阿姨：「阿姨，這裡不是天堂嗎？為什麼我看到妳很醜的樣子。明明在天堂了，為什麼還會這樣？」啪一聲，她狠狠給我一巴掌，然後說：「醜什麼，你說哪一個醜？你這樣沒禮貌，你去得了天堂嗎？」阿姨那一巴掌超痛，痛到不行，痛到淚水都逃出來，久久不散。因為痛楚，才讓我知道原來我還活著，原來我不是在天堂裡，我還沒死。剛剛走過來那個看似很醜但擁有一顆善心的阿姨，不，不是阿姨，是女士，這位充滿善心的女士，原來就是醫院的護士，她問我要不要止痛藥是因為我的麻醉藥快過了，怕我承受不了手術後傷口的劇痛而暈倒，我還說她醜，真的是，真的是想挖洞給自己跳下去。我到底有多天真，天真到以為穿白衣的護士就是天使？

不知道你有沒有全身麻醉過的經驗，上一秒麻醉師才幫你全身麻醉，下一秒就醒過來，根本不知道中間發生過什麼事，這一秒鐘原來是可以經歷過六個小時的生死關頭。還有剛醒來的時候，眼睛好像裝了ＩＧ濾鏡一樣，看到的畫面都是模糊的；你的手是可以抬起來，但感受不到肌肉在拉扯及跳動。但我知道，不管怎樣，都不應該說別人醜，所以當我意識到自己到天堂還有一段距離之後，我馬上就和那位護士道歉，我說我真的以為自己已經死掉，還以為自己已經在天堂裡，所以應該看到所有東西都美美的……「你以為你這個審美觀可以去得了天堂嗎？」很明顯地她還在生氣所以才打斷我，然後頭也不回就消失了。

麻藥漸漸退，手術後的傷口讓整個身體都像火燒一樣，止痛藥也止不了什麼。我記得我自己常常說：「痛，讓我知道我活著。」但那時候真的有點痛到死去活來，醫生也主動提出讓我打嗎啡，不然我又會暈過去。幾天後，醫生終於跟我說手術成功，說肉眼可見的都已經切除，但背部那個癌細胞真的太大，癌細胞已經蔓延到骨頭裡面去，所以往後可能要做電療、化療。

從小到大，不管是學校或是社會文化，有病就要去醫，如果你罹癌，人家一定會很關心你地問：「你罹癌，那有做電療、化療嗎？」如果你說你沒有要考慮電療、化療的話，很快就被誤會你的生存意志很低，是不是厭世、是不是沒有動力活下去等，不管你是什麼原因。還好，我爸我媽相對而言比較開放，而且他們問了一句：「做完電療、化療，他就完全康復嗎？」醫生的回覆不用講都知道答案吧，所以我爸讓我自由做決定，反正做不做也不會樂觀到哪裡去。

我說完我的意願之後，醫生們很冷淡地和我說明未來我可能會面對到的所有風險之後就離開，剩下來要做的事情是處理這個龐大的傷口，希望剛做完的皮膚移植可以順利癒合，不用再做第二次手術。但我擔心的事情並不是傷口癒合或是到底身體裡還有多少癌細胞，我比較在意的事情是，到底為什麼我還在。

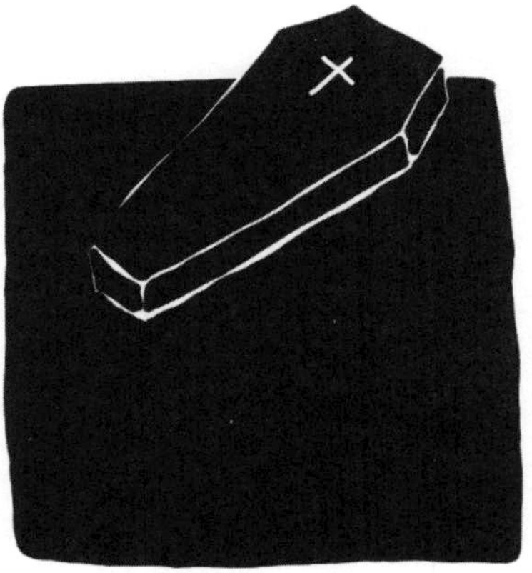

第三章

能為自己辦喪禮，我死而無憾。

找到通往死亡之路

很多人說過，做壞事的人很短命，我也知道自己從小到大做過不少壞事，但為什麼一次又一次都只是和鬼門關擦身而過，是不是我誤會了什麼。先旨聲明，我並不是不滿意我的人生，我並不是對世界絕望想要自殺，我只是真的很想知道除了自殺之外，還有什麼原因或是什麼情況下可以比較貼近死亡，而且我真的很好奇自己的死亡到底會怎樣出現。

在醫院裡康復那幾個月，我不停地想為什麼我還活著，還有活著到底是為了什麼。對我來說，活著就是為了迎接死亡，那怎樣迎接死亡才沒有遺憾呢？我以前「I do what I like」的人生態度沒有把我成功送到鬼門關，但也沒有找到我活著的價值。我在想，是不是我這個人生態度錯了？是不是該換一個新的？但由於我文化根底很有限，只能隨便把之前的人生觀裡的兩個字改位置，本來「I do what I like」變成「I like what I do」，就這樣我的人生比以前活得更痛苦。

「I do what I like」中文可以譯作「做喜愛做的事」，但「I like what I do」是完全不一樣，

中文可以譯作「喜歡自己做的事」，找了英文老師問問才知道應該世界很難有人無時無刻都能夠「I like what I do」吧，不過既然我已經決定了，也該負負責任吧，說不定這樣我就可以加快上天堂的步伐。剛開始時真的很不知所措，因為跟以前的習慣天差地別，以前想做什麼就做什麼，不用理後果，現在要確保做完的事一定要是自己喜歡的。舉個例子，以前面對的一些具挑釁性的歧視，我會盡全力回應，如果歧視的人主動想和我有身體接觸，我絕不會退縮，而且會盡全力滿足他們的慾望，即使我知道最後的結果我不一定喜歡，我都會盡力去做。但現在不一樣，現在如果面對這一些歧視，我不一定會全力滿足他們的慾望，我會先看看怎樣的結果是我滿意的我才會去做，雖然不一定可以停止他們對我的歧視，但至少盡力去捍衛「I like what I do」這個價值觀。

話雖如此，但人不可能完美，每天都要面對不同的慾望、懷習慣等，每天都會面對一個懦弱的自己。有時候恨不得放棄所有想堅持的東西，因為做喜歡做的事比較容易，反正世界充滿墮落，當一個爛人看起來更符合經濟效益。

二〇〇五年被鬼門關拒絕到二〇一一年期間，我一直在新舊價值觀裡跌蕩、徘徊。有時候覺得自己是一個大聖人，天堂一定會有位置預留給我，但有時候又覺得自己罪該萬死，永不超生。這個狀態反反覆覆到二〇一一年。

二〇一一年的我二十九歲，已算是一個普通的癌症病患，固定去醫院回診，也很「正常」地找不到穩定工作，應該說，我知道我的人生不應該浪費時間在找工作來肯定自我價值。以前常常聽說什麼三十而立，好像應該要做點什麼。但困擾我的，不是三十而立，困擾我的是為什麼我又可以這樣多活了幾年。

這幾年一直在想，到底上天要我做什麼，到底要做什麼才可以盡快上天堂。我連人生觀都改了，為什麼還未能如願以償？我的人生好像總是糾結在這個議題裡。想著想著，我又想到一個新的可能性。很多人說好人比較長命，所以我以前常常去當壞人，希望可以快點死掉，但不知道為什麼可以活到現在。不過，當你每天看看新聞，常常都會出現那些作惡多端的人可以活得蠻久，相反很多好人都會莫名其妙地突然離去。那如果想要死掉的話，其實是不是不應該當一個壞人呢？我應該要去當一個好人，做些對的事就可以回天堂去呢？

那怎樣算是當一個好人？又要做些什麼才算是好事？

當慣壞人的我對做好事沒什麼經驗。我在想當一個好人，至少要把自己曾經承諾過的事情完成吧。於是，我就去回想過去曾經做出過的承諾，看看哪一些到現在沒有兌現。哈，其實蠻多的。蠻多的承諾都是半途而廢，蠻多答應過的事情根本還沒開始做就已經忘了。譬如說，以前對前女友的承諾，那些什麼山盟海誓的甜言蜜語，分手後不到一個月就離棄了，更不用說前女友如今可能找到好歸宿，你也沒可能為了你自己有盡快去天堂的願望就去找她兌現你曾經承諾過她的事吧。所以，即使有很多你曾經承諾過的事，真的沒辦法一一兌現，只能夠看實際情況才去盡力。

那曾經對自己的承諾呢？那應該可以了吧。那應該比較簡單比較容易了吧。我記得小時候有一次跟我外婆聊天，我問她說：「外婆，我想問一個問題。妳頭上的白頭髮滿滿的，那應該差不多快要死掉了吧，那妳……」

「你才差不多！」

「好啦好啦，大家都差不多啦。那外婆，我想問死掉的前後都要幹嘛？」

「死前說寫遺書，死後說辦喪事囉！」

不知道外婆是不是把我們對話的重點放在我說「差不多」的那一句，整個對話她都超不爽，我也不好意思和她繼續聊下去。但她說的喪事和遺書我有放在心上，跟自己說要好好預備這兩件事，而這兩件事也完完全全改變了我的人生。

為自己辦生前喪禮

二〇一一年在我寫第一本遺書時，來不及記錄我辦生前葬的過程。那時候我一邊忙著把自己的遺言記下來，一邊去籌備自己的喪禮。

生前葬（Living Funeral）單是名稱已經有很多不同版本：

香港：生前喪禮

台灣：生前告別式

日本：生前葬

除了名稱，它的意義、想法，還有目的等，不同的人都有不同的演繹：有些人說是可以讓你從死看生，更珍惜生命；有些人說是為了成為更好的人；有些人視為一個很有噱頭的娛樂活動等。

而我自己第一次知道生前葬是因為看到日本導演北野武的訪問，他說他每拍完一部電影後都會為那部電影和自己辦一場生前葬，把自己的過去和自己的作品一同埋葬，不要再和過去糾纏。北野武雖然在日本是以搞笑藝人為人熟悉，但他對他的生前葬態度和他執導的電影一樣，不但非常認真，更有自己的一套世界觀在裡面，這也是為什麼他執導的電影作品能受到國際矚目的原因，而他的生前葬深深影響到我對生前葬的看法。

北野武辦的生前葬是為了告別他的電影，舉辦的地點當然是在片場。而我的生前葬是為了告別自己的人生，所以殯儀館裡面的靈堂自然是我不二之選。還記得那時我在找場地，有一些為了證明自己有創意、有想法的人問我為什麼不在太空館、酒店、ＫＴＶ裡面辦，還為反而反地問為什麼一定要在殯儀館辦喪禮，我回他們說，我不是為了要證明自己有創意或是什麼，如果場地和我這個人生沒有任何關係，即使在紅館小巨蛋、在飛機、在你家辦也毫無意義。還有，我為自己辦生前葬不是為了譁眾取寵，只是想要好好為自己安排一下身後事，畢竟我們不一定會有婚禮，但一定會有喪禮，明明知道終有一天會遇到的話，那早一點為自己安排一下也算是對自己的人生負責任。

不過，原來想要圓夢真的有點難度。

那時候我對殯葬業完全不熟悉，我想在殯儀館辦生前葬，又知道好像去找禮儀公司代辦會比較便宜，所以第一時間就去了九龍紅磡區，那裡因為有三間殯儀館，造就了很多與殯葬業相關的公司存在，例如有賣骨灰罈的、賣塔位的、賣墓地的、賣供品等的應有盡有，代辦喪禮的禮儀公司上百間。我一間公司都不認識，唯有硬著頭皮每一間都去叩門，希望可以得到更多辦喪禮的知識，甚至可以找到一間可以協助我辦生前葬。本以為自己可以用誠意感動到他們，但事實比想像更糟，我進去第一間禮儀公司已經感受到生命威脅。

我：「你好，我想辦喪禮。」

本來我推門進去看到的是一個兇神惡煞，很像黑社會元老級的老大盯著我，但我講完這一句他馬上變成一個和藹可親的爺爺說：「好喔，沒問題沒問題。先坐先坐。想辦什麼宗教儀式的呢？」

我：「我沒有特定的宗教儀式，我想以自己的方式去辦可以嗎？」

他：「那我們就先寫沒有宗教好不好？」

我：「好呀，沒問題。」

他：「那請問拿到准許火化的文件了嗎？請問先人現在在哪一間醫院呢？」

我拍拍胸口說：「先人在這。」

他看到我拍拍自己的胸口，我看到他有點錯愕，然後他的錯愕也讓我感到有點錯愕。我還沒來得及去了解他想要說什麼，他繼續問：「先人現在在哪裡？」

我再次拍拍自己的胸口和他說：「先人在這。是我想辦喪禮。」他：「我知道我知道，我知道先人是永遠長存在你的心中。但現在先人是在哪一間醫院？」

我和他再三強調是我想辦喪禮，我就是他口中的先人時，他突然很溫柔地吐出了這句讓我感受到愛，感受到溫暖的話，我才發現，原來他到現在也不知道是我本人想辦喪禮，我拍自己的胸口就是跟他說是我本人想辦喪禮。於是，我就再認真一點說明生前葬的概念，還有我想辦的原因，大概過了五分鐘之後，他從和藹可親的爺爺瞬間變回那個很像黑社會元老級的老大，然後用了他畢生罵髒話的經驗，盡情發揮髒話不同的搭配，很用力地跟我反應他內心深處對我想要辦生前葬的感受，他大概發飆了十多分鐘後覺得有點口渴才稍微暫停下來，然後補了半罐啤酒滋潤了喉嚨後，繼續抒發怒氣，不吐不快，把他累積已久的怒火都噴到我身上之後，就把我趕出去。

雖然我不太明白，為什麼我們只認識了大概半個小時就能夠成為他因愛成恨、頭號憎恨的人物，但我也理解他心中的不安，畢竟在二〇一二年時，對於他，對於我，對於香港來說，生前葬是一個很陌生的喪禮。

他罵我沒關係，把我趕走也沒關係，因為他只是第一間而已，紅磡區還有很多間禮儀公司，我相信一定會找到一間跟我理念相近，又願意跟我一起辦生前葬的志同道合者。找了大半天，叩了好幾間禮儀公司，每一間都和第一間老闆的態度一樣，不但罵我祖宗十多代（他們都罵得很兇、也很快，根本沒辦法聽清楚他們到底罵到第幾代），還罵說喪禮是一件很莊重的事，如果我閒著沒事做就多讀一點書，去想想如何貢獻社會，死亡不是我可以隨便拿來開玩笑的。當天本來還想要堅持把每一家的門都叩完，但我寬容的心可能還是太小，容量很有限，最後受不住他們不斷的謾罵、侮辱，帶著疲累的精神狀態提早回家再從長計議。

我知道禮儀公司他們不是故意的，但我也真的是沒有惡意。產生這樣的反應可能是因為文化差異，也可能是因為我表達能力不足，又有可能是我對殯葬業根本不熟。當我對他們也不太了解的情況下，那我又憑什麼覺得別人一定會了解我的想法呢？所以我再一次鼓勵自己，跟自己說只要我掌握到他們這個行業的認知，用他們的語言去讓他們知道我想辦生前葬的因由，也許他們最後還是會願意幫助我的。

我用了一個星期翻箱倒籠去了解香港殯葬業的歷史和發展，惡補殯葬服務的相關知識，還有我這一次先寫好企畫書，清晰地列出我想辦生前葬的原因、目的、形式，及所需要的資源等，寫完覺得自信心爆表，覺得除了再去一次上次那些禮儀公司之外，是不是可以直接去殯儀館挑戰一下，畢竟我的喪禮就是想要在靈堂裡面舉辦，之前去找禮儀公司也只是覺得他們可以幫我聯絡殯儀館而已，還有殯儀館的態度或是接受能力可能比較高？就算被拒絕也好，殯儀館也應該不會對我兇兇？應該也可以讓我的祖宗先休息一下？想著想著，就直接往殯儀館的方向走，很幸運地透過朋友介紹，很快就得到一個與殯儀館見面的機會，更沒想到的是殯儀館居然會一口答應，還讓我挑選自己喜歡的靈堂，只要不要影響到其他人辦喪禮就可以了。本來還以為要多花唇舌解釋生前葬的概念，還有自己為什麼想辦的想法，真的沒想到那麼順利。

日期時間地點都確定了，可以認真想一下到底我的生前葬要做什麼。

喪禮，對於每一個人都有不同意義，有人覺得喪禮是對往生者最後的致敬，有人會覺得喪禮是為了還活著的家屬朋友而辦的，有人覺得喪禮是身分的象徵，當然也有人覺得喪禮是為做而做而已，根本沒什麼意義等。

生前葬也一樣，對於每個人來說都有不同功用和意義，有些人覺得是代表埋葬過去的自己，有些人覺得是一個生命教育的課程，有些人覺得只是一個娛樂活動等。對我而言，我的生前葬是有三個功能：

（一）可以偷窺一下自己的喪禮

（二）和來賓交待一下我的後事

（三）死前和來賓真誠地說再見

沒有一個活人能夠體驗自己的死亡，所以有人也認為沒有一個活人能夠經歷自己的喪禮，但我會說我是例外。我的生前葬除了沒有把自己扔進去火葬場之外，其他我都有經歷到。到底人死了之後，從醫院出來，再送到殯儀館，在殯儀館要經歷的一切，我都走過一遍。現在才知道為什麼先人都穿長袖襯衫，因為冰櫃真的很冷，穿短袖的話，喪禮還沒開始先人就感冒了。

我的生前喪禮

我的靈堂上掛上白底紅字「死不足惜」這四個字。死不足惜對一般民眾來說是壞人、惡人專用的，我自問自己壞事做不少，不算是一個好人，「死不足惜」這四個字算是我對自己的評價。「死不足惜」對我來說還有別的意義，我覺得每個人只要生前沒有遺憾，其實他的死亡一點都不可惜，「死不足惜」也可以用在熱愛生命、把生命燃燒到最後一刻的人的身上，這四個字不一定是負面的，每個字的意義都可以重新詮釋，正如每個人的生命一樣。

在籌備生前喪禮時，我在想到底要請什麼來賓來，也在想到底請他們來幹嘛，是因為傳統的喪禮都會有來賓我才請他們來嗎？還是有什麼別的原因。我記得我和爸媽說我想要辦一場生前喪禮時，他們都淡淡地和我說：「是喔？什麼時候辦？我先跟公司請假。」表面上是一個很風趣幽默的回應，但那時候我就知道，他們的淡然裡藏著淡淡的哀傷。他們不一定想面對我很有可能比較早離開，但他們知道他們是需要去面對的。我也因為他們的想法，最後決定我請來賓的準則以需要見到他們為前提，而不是想要見到他們就請他們來。我請的來賓不一定是我愛過的人，也有可能是我恨過，或是跟他們有過節的人，我想趁這個最後的機會跟他們來一個了斷。愛過的，會跟他們道謝，謝謝他們愛過這樣的我，恨過的，跟他們道歉，求他們原諒。當然，還有有過節的，看看他們想不想要解決，即使在靈堂上面和他們繼續吵鬧甚至打一場也沒關係，最重要的是大家都沒有遺憾。

另外，當朋友們聽到我辦生前喪禮時，他們有問當天應該著什麼衣服參加。有人說想要穿點點圖案、有人說想穿禮服過來，我說你們穿什麼都沒關係，但可以從你們的穿搭反映你的心情，如果你覺得我的死對於你來說是開心的話，可以穿得像開派對一樣，如果我的死對於你來說是哀傷的話，可以穿一些比死更難受的衣服來參加就好。

當天來參加的來賓大概分了兩派，有一半是穿傳統素色的衣服出席，另外一半穿得好像週末在信義區準備要參加派對一樣，那時候我還在靈堂後面的靈寢室用視訊偷看靈堂外面的情況，看到他們在靈堂上有說有笑，在「死不足惜」牌匾下自拍，當下我有點開心，同時也有疑問，他們真的那麼替我開心嗎？我死掉到底他們有多開心呢？短暫地懷疑了一陣子，然後看看自己穿的衣服，我當天選擇穿嬉皮風格的彩虹色漂染T恤，那其實我不是和他們一樣嗎？為什麼看到他們穿的衣服又覺得怪怪的？我猜是人類對安全感的慾望作祟吧。我在靈堂後面的靈寢室裡，一邊躺在棺材裡，一邊用視訊看著來賓入座的情況，很快我的麻吉白只和我說來賓差不多到齊了，也代表生前喪禮正式開始。

白只是我喪禮的主持人，來賓陸陸續續入座後，白只就先從靈寢室走出靈堂，說儀式開始之前，希望大家可以低頭並閉上眼睛，回顧一下我生前和他們的關係，有什麼不愉快的事還沒解決，有什麼愉快的事可以永遠懷念。然後趁來賓閉上眼睛默想時，我們就偷偷把靈堂上「死不足惜」牌匾換下來，再換上「走得招積」這四個字。「招積」是一個廣東話的俗語，是囂張的意思，「走得招積」意思就是代表我死得有點囂張，因為我想做的事都做過，要做的事都做完，活在當下沒什麼遺憾，也幫自己辦了生前喪禮，不但死不足惜，就算是走得招積了吧。

我常常覺得喪禮和婚禮差不多，都是一堆在乎你的人出席，當然也有些其實沒有很想要去、但沒辦法不來的人會出現，不管是喪禮還是婚禮，你也沒辦法控制到每一個人都是全心全意的出席，哪怕他是來找碴。那怎麼辦？管他們囉，不管是婚禮或是喪禮，忠於自己就好，所以我生前喪禮除了那兩個牌匾之外，現場放了我自己生前的生活小短片，還有樂團透過音樂去抒發我對死亡的想像，我也會躺在棺材裡讀讀我的遺言，把心底裡想說的，想讓在場來賓聽到的，都逐一講出來，希望來賓會慢慢習慣我的離開。生前喪禮結束後，我的棺材也蓋好，但沒有去火化，因為香港的火葬場是不可以燒活體的，所以也只好移送到靈寢室就象徵性地結束。

寫完遺書辦完喪禮又如何

那些時候真的很天真，我真的以為我寫完遺書，辦完喪禮，我把我曾經承諾過自己要做的事都做完，那就可以死去，可以上天堂。所以我的生前喪禮結束後我沒有再走到靈堂裡和來賓打招呼或什麼，我們先把棺材找一個地方燒掉，然後我就回去，一邊拆來賓送我的白包，一邊在等待上帝來接我。因為我做了這一切都是為了沒有遺憾的死掉。

可惜，我期待的畫面，期待去天堂的夢想並沒有實現。相反，寫完書、辦完喪禮之後比辦喪禮之前更忙，我就更加懷疑人生，明明是因為想要預備上天堂才會去做這些事，但為什麼突然這個世界好像在和我說：「你終於來了，等你很久了。來，過來這邊，我們這邊需要你幫忙啊！」我記得喪禮結束後沒多久，電話不停地在響，我瞇了一個小時左右，就收到幾十個沒有接的電話，真的有一點嚇到，想問到底發什麼事。回過神來，我才記得我的喪禮是請了一些媒體過來採訪，我的原意是希望透過媒體的採訪能讓更多人可以預先把自己的身後事準備好，希望大家都可以死得其所。那時候是本著喪禮後就馬上死掉的想法才會邀請媒體採訪，心裡想說喪禮辦完我就會馬上死掉了，後續的事情我也不需要照顧了吧。

那幾十個我來不及接的來電來自很多不同的人、不同的行業，還有不同的需求，一瞬間很想要逃離那些電話，因為我還是覺得我當下唯一需要做的事情是要等上帝來接我（不要罵我，我知道我很天真、也很笨），所以我甚至連電話快沒有電我也沒有拿去充，因為凡塵世界發生什麼事已與我無關。但，默默過了一個鐘頭，兩個鐘頭，我還是一樣待在沙發，甚至開始有點餓。我問自己，那到底怎麼辦，是否要一直等下去，那肚子真的會餓壞吧？如果三天後沒有跟耶穌一樣回天堂那怎麼辦？明明我有飯吃，但堅持不吃餓到死掉，那算不算是自殺？我答應過自己我不會因為想要盡快死掉而自殺，如果這樣的話那我就違背自己的諾言了？想著想著又餓了，最後真的忍不住吃東西，還有這是生前喪禮後的第一餐，當然要吃好吃的，而且要和我喜歡的人一起吃才過癮，心裡覺得如果我吃到一半然後上帝來接我也沒差呀，我還是那個「死不足惜，走得招積」的那個人呀。

就這樣，生前喪禮後第一個晚上就過了。我睡前還禱告說謝謝上帝給我生命，但同時祈求上帝可以盡快把我帶走，希望我再次睜開眼睛時我真的已經到天堂裡。

上帝的計畫果然不是我們人類能夠想像的。隔天醒來，時鐘還是一秒一秒在跳，太陽還是一樣把我叫醒，世界都還是一樣；我也一樣，醒來後想去尿尿，滑滑手機，然後想早餐該吃什麼。這一切理所當然的存在，更讓我覺得不知所措，更讓我覺得我這個人和這個世界格格不入。這世界是為了求存而生的，但我反其道而行。話雖然這樣說，但隨便翻開手機，看看昨天那一堆未接來電就知道，一天我還在，一天就跟世界分割不了。

我起床後，看看天空，問問自己現在怎麼辦，我期待的死亡過了一天都還沒發生，到底還有什麼地方還需要再修正。到底什麼時候才可以離開這個地球，上帝到底什麼時候才願意來接我。

就這樣過了一個早上，又要面對那個尷尬的狀況：我餓了。這是我喪禮之後第二次肚子餓，到底要餓幾次。這次肚子餓，我看開了一點點，開始也沒那麼執著，反正我的想法還沒有變，反正也是等待上帝而已，倒不如回回昨天那一堆還沒回的電話好了。打開手機，不回還好，一回不得了。電話裡的訊息大部分都是生前喪禮裡出席的來賓，一邊看、一邊眼眶泛紅，真的很感謝他們每一個人，有時候你不為自己辦生前喪禮，也許你永遠都不會知道那些在乎你的人，你其實在他們心中的份量有多重。因為生前喪禮，我感受到滿滿的愛，真的很感謝他們，謝謝他們愛上這個滿身斑點、滿身缺點的我。

除了這些充滿愛的訊息之外，電話裡同時有收到幾間曾經罵過我為什麼要辦生前喪禮的禮儀公司的訊息，他們看到媒體報導後，傳了好幾個訊息給我，問我什麼時候再辦一次生前喪禮，說他們願意協助我，字裡行間充滿真誠，但從頭到尾沒有要為他們的言語暴力和我道歉，我猜他們只是覺得我有利用價值才會傳訊息給我而已，他們沒有一絲覺得以前這樣對待我是有任何問題。

但既然我都已經吃了兩餐，又睡了一個晚上，死神還沒有什麼舉動，我仍然活著，倒不如我在等候去天堂的這段時間，把自己的時間通通都送出去，去看看哪裡需要幫忙，我就去哪裡，反正我現在唯一的心願也只是想要盡快上天堂而已，生前喪禮過後所擁有的東西其實都是意外收穫，包括我能自主呼吸的時間。

決定不只是光坐在家裡等死之外，就開始打開手機逐一回覆每一個訊息，不管是殯儀公司的致意、媒體的邀訪、甚至學校的演講分享我通通都回覆。用了兩、三天的時間，終於把所有的邀請都處理好，看看自己的行程表，好像從來都沒這樣忙不過來，接下來三個月排的行程都滿滿的，世界好像在跟我說：「你不會死的，不要再存在無謂的幻想吧。」既然我都選擇了，我會一一履行自己的諾言：把我剩下來的時間通通都送出去。

我試過一天接受五個媒體訪問，對於那時不懂接受訪問的我來說是一個很大的挑戰，不單是要一直講話講好幾個鐘頭，很多時候更要跟記者鬥智鬥力，因為採訪者都會有意無意去幫受訪者預設好他們想的立場，譬如說他們知道你是癌症患者，他們一定會問：「那你有治療嗎？」「為什麼不治療？是不是因為曾經有過不愉快的經驗？」「你爸媽為什麼會讓你自己做決定？你爸媽是做什麼職業的？他們的學歷呢？是不是因為他們學歷不高，所以也不好意思逼你讀書？」「你為什麼那麼想死，但又不自殺？是不是因為怕連累到家人？」……我覺得這些非常沒水準的引導式問題，如果你沒有心理準備想好怎麼應對的話，你會很難受。你會覺得為什麼他們的態度好像在批判你的人生，他們不是覺得我有新聞價值，或是覺得我這個人生可能可以讓世界大眾知道生活是有很多種不同的方式才會訪問我嗎？為什麼他們採訪的態度讓我覺得我自己是一個罪犯？我到底做錯了什麼事？

還有他們對「弱勢族群」好像已經有不可推翻的定義，他們固有的價值觀、報導方式及故事敘述的方法已經改不了，你有病、你有癌就一定要去醫，不去醫治就對不起大眾社會；你只有一隻腿又去跑馬拉松的話，你光是參加就已經贏了。只要你能當一個「正常人」的話，就是你最偉大的成就了，所以只要你是弱勢族群，只要你可以做到一些「正常人」能做的事，他們就會大肆報導，跟大眾說「你很努力不懈地重返社會」，或「你看看他有多弱勢有多不幸，但他都已經那麼努力了，其實你也可以的」。大眾傳播很愛拿這些弱勢族群當成補品，給「正常人」享用，安撫那些甘願維持社會運作的人，讓他們知道他們每天上班下班當一個月光族，能夠作為社會之一已經很幸福，你都不感恩，可能你某天就會變成弱勢族群。

到底媒體、記者是不是非得這樣運作才能夠維持社會現狀我不知道，是不是要這樣做才可以傳承文化我不清楚，但我知道的是許多弱勢族群都有豐富的受訪經驗（大眾媒體每過半年，都會找我們了解一下，又或者有剛入職的媒體記者要找材料也會找我們一下，畢竟弱勢族群真的是弱勢族群，人數比較少，也不會有很多選擇）。弱勢族群受訪的經驗都不太好，因為媒體很愛把我們預設到大眾對弱勢族群的既有印象，我們很難得因為我們「弱勢」的特徵，好不容易從大眾社會脫離，但卻因為接受訪問的關係，我們被強行拉回這個大體系當中，繼續成為社會大眾的精神食糧，這就是弱勢族群的存在價值。

曾經我聽過記者和我說：「啊，你不爽就不要接受訪問呀，其實媒體採訪你，你應該開心才對吧，有新聞價值就代表你出名啦。」有時候我會忍不住回他們一句：「啊，不然你來當我試試看，反正平常也沒有什麼媒體注意你，那代表你也沒有什麼價值吧，不如你也試試當一個癌症病患，然後再看看你們這些『正常人』怎樣看你這個『生命鬥士』呢。」到底要有多無賴才可以說出，「呀，我採訪你是你的福氣耶，還不趕快感恩，要不是我們，你可能一輩子都不會有任何人注意到你。」你不要驚訝，這些話我親耳聽到不計其數。

有時候當受訪者久了，真的會有點厭惡社會賦予我們的生存價值，我們明明活出自己的生命，為什麼硬要把我們變成合你們口味的雞湯。沒錯，有人說人以群分，也不代表每一個組成部分都是一模一樣，就算是皮膚癌症患者，也因為不同的生活環境而承受不同的壓力或痛楚，人類不是機器，就算是雙胞胎也不會一模一樣，作為記者或是採訪者，應該是將具有新聞價值的訊息傳播給大眾，而不是為了方便，為了有效管理時間的運用，而把自己的專業當成計算機裡其中一個程式去處理就算。

生前喪禮過後的未接來電除了很多媒體訪問的邀請之外，也收到很多殯儀公司的邀請，他們看過我的生前喪禮後，都直接問可不可以跟他們公司合作再辦一次。那時候收到這些邀請我有點錯愕，我昨天才辦完生前喪禮，頭七還沒過，就算是耶穌也有三天才復活，我哪來的資格隔天又再辦一次喪禮呢？但收到他們邀請的當下真的很開心，因為明明我在計畫舉辦生前喪禮時，很多殯葬業者都直接拒絕我，說我不尊重死亡，有些更罵我祖宗十八代，為什麼在我辦完後他們突然改變了態度呢?還主動邀請我再辦多一次?

我跟他們講,要我再辦多一次真的沒辦法,因為我沒有這個需要,生前喪禮是生前喪禮,對我來說不是什麼娛樂活動每天都可以辦,還有你們業界有些人曾經說,如果我要辦生前喪禮的話,他們不會讓我好過,為什麼現在我辦了,卻又主動邀請我再辦多一次?到底是什麼原因?是因為看到什麼商機?生前喪禮我不會再辦,但如果大家願意為生死教育這個議題上做多一點的話,我是開放討論的,想不到,有一間殯儀館直接答應我,說可以借我一個靈堂去使用。

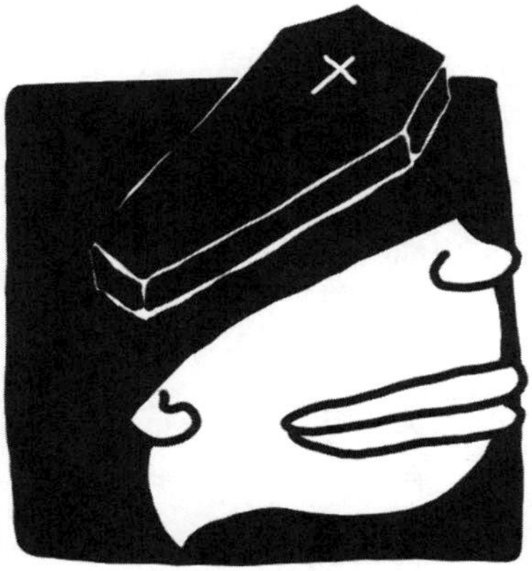

第四章

死亡，
是生活，
也是文化。

搖滾抗癌音樂會

在我辦生前喪禮之前想到能有一個可以合作的伙伴真的非常艱難，萬萬想不到現在可以有那麼多殯葬公司、甚至是殯儀館會主動邀請我去使用他們的設施，這一切好不現實的現實，又一次懷疑自己的人生，明明以前舉步維艱，現在卻健步如飛，生前喪禮明明是我的告別作，這告別作卻為我帶了很多方便，到底我剩下的日子要幹嘛。

我想了好一陣子，是不是不可以在殯儀館裡辦一場音樂會？不管你生前信什麼教，或是沒有宗教信仰，你都不會介意在你的喪禮上播放音樂，更有可能的是你已經默默地把好幾首歌曲清單放在口袋裡。

再三和殯儀館確定是不是真的可以讓我在靈堂辦音樂會之後，我就馬上在臉書發文說我會在殯儀館辦音樂會，有誰有興趣參加就跟我說，那時候有什麼表演單位、音樂會的主題是什麼都不知道，單光是「殯儀館＋音樂會」已經吸引過百人表示有興趣參加，有幾十個人更直接問票價是多少，怎麼匯款等，真的很 hardcore。

不過，找音樂表演單位方面又不是想像中那麼容易。最初我是從我認識的樂團進行邀請，沒想到很快就碰上第一根釘：

「喂喂喂！下個月我會在殯儀館辦一場音樂會，你們有沒有興趣一起玩啊！」

「蛤！真的假的？你不是才在殯儀館辦完喪禮嗎？你現在都在玩死是不是？」

「真的，剛有另外一間殯儀館說可以借靈堂給我辦活動。要不要一起玩呀？」

「但在殯儀館玩這些會不會很衰小呀。好像不應該這樣玩耶。」

「我覺得沒什麼問題啦，就是因為死亡是禁忌，我才想要打破這固有的想法。你也知道我剛睡完棺材、辦完喪禮，我現在還不是好好的。我本來是等死的，但辦完生前喪禮後我覺得死亡離我越來越遠，說不定這一場靈堂音樂會可以祝福大家長命百歲對不對。」

「你不一樣啦，你不是普通人，不是每個普通人都能夠接受得了。」

「沒關係呀，你可以考慮看看，不行也沒關係，不要有壓力。」

他和他的團員討論完，還是覺得會有點衰小，最終拒絕了我的邀請。但我沒有什麼失望或不爽，因為每個人都會有自己看待死亡的價值觀，只是萬萬想不到很愛聽而且自己也很愛玩死亡金屬音樂的樂團，會覺得在殯儀館表演是一件不吉利的事。

被他們拒絕後，我沒有灰心，只是他們的拒絕提醒我殯儀館對於很多人來說真的是一種禁忌，我提出邀請時，更要好好照顧他們對死亡的看法，更要好好尊重他們的生活價值觀。

重整一輪內心的小劇場之後，又重新去邀請不同的樂團。但這一次邀請不一樣，我先設定好靈堂音樂會的主題，還有我邀請他們時，我會先和他們分享我對死亡的看法，還有我想辦靈堂音樂會背後的理念，希望藉此機會更容易讓他們知道我辦音樂會的原因，也許更容易鼓勵到他們勇敢踏進鬼門關。

果然，先主動分享自己的人生觀，別人不一定認同，但至少建立一個溝通的機會。雖然距離靈堂音樂會當天不到三個禮拜，但我們只是用了一個星期的時間就敲好表演單位，音樂會前的兩個禮拜才開放報名參加，我們最後把靈堂音樂會定為「搖滾抗癌音樂會」：

> 大家好，我是剛寫好遺書，辦完生前喪禮的陳偉霖。
>
> 這一生賺得太多太多，是時候全力回應大自然對我的愛戴：
>
> 感謝殯儀館支持，星期六晚上將會有一個以死亡為題的音樂會，
>
> 名為「搖滾抗癌 Rockrasier」，音樂人會分享他們的「喪 list」（song list），擁抱死亡。

當晚音樂單位包括：

何超儀，Josie & The Uni Boys

咖啡因公園

AMA 萱寧

朱凌凌 JUICYNING

Supper Moment

Candy Lo + Sammy So@KOLOR

音樂會當晚沒有要收入場費，但設有離場費。

離場的時候自由捐獻，大家覺得應該要付多少就付多少，

所有離場費會全數撥給香港防癌會，支持末期癌友實現最後的夢想。

用音樂擁抱死亡

搖滾抗癌 Rockraiser 音樂會

日期：二〇一二年八月二十五日（星期六）

時間：晚上六點

地點：福澤殯儀館，紅磡暢行道六號

報名詳情：

名額有限，非誠勿擾。

一封電郵兩張票，遇到靈體呱呱叫。

音樂會當晚已是農曆七月，相傳鬼門關已開，

自己來也不用太悲哀，放心跟隔壁交換 Line。

星期六，晚上六點，暢行道六號。

我們一起搖滾抗癌。

我還記得表演名單公布後，有好幾百封電郵報名，一封電郵兩張票，報名人數超過八百人，但香港土地太少，靈堂也真的沒那麼大，沒辦法容納到那麼多人，跟殯儀館溝通後我們只能夠開放兩百人來參加。當天晚上，這兩百個觀眾幾乎都是年輕人，就跟台北表演場地Legacy的觀眾群差不多，不過原來大部分的人都是從來沒有參加過喪禮，就算有都只是小時候，對靈堂、對殯儀館的印象都很模糊。看到他們來到殯儀館參加音樂會，毫不忌諱地為自己的樂團吶喊，又把殯儀館當作網美咖啡廳瘋狂拍照，又會問問哪裡有棺材可以睡一下等，他們比我想像中人們對殯儀館、對死亡的刻板印象開放得多，其實真的不用我去做什麼生死教育的東西了。

那天搖滾抗癌靈堂音樂會，除了眾樂團透過音樂分享自己對死亡的想像之外，也想要透過這個音樂會去幫助一些罹癌的患者實現夢想，希望他們除了應付每天要對抗癌細胞之外，也可以讓他們多一點資源繼續去追尋自己的夢想，畢竟人生不只是為了延長生命而存在，就算人生只是為了延長生命，追逐夢想也是一顆延長生命線的良藥。所以我們這次音樂會的所有收入，就是觀眾離場時所給的離場費，雖然自由捐款沒有很多，但我們全數都會捐給癌友去實現夢想。

這次靈堂音樂會的收入，不扣除成本，我們總共捐給了兩位癌友，其中一個是一位癌末的伯伯，他從前是一個農夫，他說他雖然是香港人，但一直沒有很多機會去看維多利亞海港，因為以前每天都要工作，現在退休了，但也沒辦法去，因為老了走不動，他希望可以再一次去走走看看。我們收到這個個案就決定帶伯伯再去看一次海港，為了讓伯伯有一個更難忘的旅程，我們也準備了一些驚喜。

當天，我們約伯伯在香港島的灣仔碼頭集合，因為伯伯的身體狀況我們也預先為他預備好氧氣筒和同行護士，以備不時之需。伯伯來到碼頭時就很驚訝地問：「這是什麼呀？」

「直升機呀。今天我們用這個帶你去看維多利亞港好不好，驚不驚喜？意不意外？開不開心？」

「真的嗎？」

真的。為了讓伯伯有一個難忘的回憶，我特意訂了一架直升機，想讓伯伯可以試試不一樣的角度看看維多利亞港的景色，因為我知道在一般的社會組織，不管是營利公司或是非營利組織，都先會以資源是否能有效分配為重點，如果把資源用來租一架直升機，然後只是服務一位伯伯的話，肯定覺得不划算，覺得不切實際，但他們的看法就變成我堅持做到底的動力。因為對我而言，我知道我的能力很有限，根本沒辦法照顧全世界，那倒不如我看到一個有需要幫助的人，我就盡全力去幫助就好。

我曾經在靈堂音樂會說過，我會怎樣去好好把他們的捐款用在有需要的人的身上，哪怕我們只是幫到一個人。而且，我們可以作一個示範，讓別人知道，受助者不單需要基本的協助，他們更需要多一點心靈的安慰。以這位伯伯為例子好了，沒錯，他想要的是再一次看到維多利亞海港的風景，其實我們叫一台計程車送他到尖沙咀碼頭，吹吹海風就夠了，他已經心滿意足了。但叫一台計程車很難嗎？當然不難。他沒看過維多利亞港嗎？又不是。那除了維多利亞港的風景之外，我們可不可以再創造多一點讓他畢生難忘的回憶呢？有時候只要稍微多做一點點，效果就很不一樣，而且可能會比預期的更多。

伯伯這一次直升機之旅除了難忘之外，更有意外收穫。

伯伯和他太太，還有醫療人員一起上直升機之後，我還很開心，很自以為是地跟他揮手，看到直升機升空之後，我就去附近找一間茶餐廳等他們，誰知道只是過了十分鐘，護士打給我說，伯伯的狀態突然不太好，他們已經回到停機坪，叫我馬上回去。那時候我一邊跑、一邊很愧疚，一直反覆問自己是不是做錯了，是不是好心做壞事了，如果伯伯因為這樣就離開了，我一定要負全責，但人都走了，這個時候負責有什麼用。

我真的很怕伯伯這樣就離開，因為我知道他不是想這樣離開的。五分鐘後，我跑回停機坪，看到伯伯在用氧氣瓶呼吸，伯伯的太太神色有點慌張，我問護士到底伯伯是什麼狀況，護士很冷靜地告訴我：「放心，伯伯沒什麼問題，只是我們剛剛才發現原來伯伯有懼高而已，沒有大礙。」

懼高？真的只是懼高嗎？除了懼高就沒有什麼問題嗎？我記得我有問過伯伯有沒有懼高症，伯伯就沒有的呀，伯伯還說他會通山跑呀，他說他會在山頂看風景的呀。我的心還沒放下，還在一直覺得不好意思。我馬上和伯伯的太太道歉，是我準備不足夠，是我的失誤要伯伯承受本來不用承受的風險和不適，希望得到太太的原諒。此時伯伯捉著我的手說：「沒關係啦，不關你的事，我也不知道我自己會懼，也不知原來飛機可以飛到那麼高，我現在沒事啦，不用擔心！不用怪自己啦，真的謝謝你的好意。」伯伯的太太也跟我說了一句：「知道自己懼高，也是一種意外收穫啦，我們都沒有怪你，反而真的很感謝你那麼疼愛伯伯，真的很感謝你的付出。從直升機看出去的維多利亞海港真的很不一樣，真的很美。」

我們原本是跟直升機公司租了半個小時，雖然最後只是用了十分鐘，但老實說我覺得很划算，直升機機師知道原來我們是一個末期癌友夢想成真的企畫，他自己也被感動，說以後有什麼需要可以和他說，他甚至直接把當天的薪水捐給伯伯，希望伯伯可以吃一頓很豐盛的晚餐，雖然伯伯和太太最後婉拒了機師的好意，但當天那個充滿愛的畫面，我們永遠都不會忘記。

這個驚險的維港遊之後，聽說伯伯不停地和他的朋友分享，到處炫耀他這奇幻旅程，雖然這個旅程只是十分鐘，但足夠讓他講一輩子。

第一次演講的題目：「如何死不足惜」

靈堂音樂會結束之後，人生並沒有停下來，甚至忙到沒時間再思考死亡，我試過一個月裡接到三十多間學校邀請我去演講，分享自己的生命故事、還有對死亡的看法。還記得我第一次去學校演講的時候戰戰兢兢，我真的不知道應該要講什麼，也怕我這個不識字又沒衛生的人，演講時會把學校應有的水準拉低，還有最巧的是，學校裡有個老師居然是我的遠房親戚，就是我爸爸堂哥的女兒。我跟她不熟，但可能她看到我的憂慮，看到我沒太多自信，她突然像變成我的班導師一樣鼓勵我：「偉霖，不用太在意自己不夠好，可能你的『不夠好』正正可以讓同學們拉近彼此距離。放心吧。」

一個半小時的演講裡，當然會看到有同學被睡魔俘虜，遠遠就看得到他睡得很甜，但幾百個學生裡，也看到不少同學很認真在聽，有些我鋪的哏，他們也很配合的大笑，即使我看到他們的頭上出現很多次黑人問號。在Ｑ＆Ａ的環節裡，老師和我說是他們邀請到的講者中互動最熱烈的（那是不是代表我真的很有問題，或是我很多地方都沒有講清楚才會有那麼多的提問），同學普遍都會問：「你曾經有怨過為什麼你爸媽把你生成這樣子嗎？你有怪過爸媽嗎？」「你覺得每個人的生命都很有限，那你覺得我們上學有用嗎？」「真的可以追逐夢想嗎？家人反對怎麼辦？」「你有癌，你有想過自殺嗎？」……透過他們的提問，大概也能夠反映到他們對生命、夢想或死亡的價值觀。

「可能有很多人覺得我很衰小，為什麼爸媽把我生得那麼醜，對於社會的標準來說，外貌比一切都來得重要等。但說實在，我真的很感謝爸媽生我出來，還有我長成這樣到底是不是爸媽造成，醫生、遺傳學家也不敢認定，如果你相信有前世今生的話，我長成這樣很有可能是因為我上一輩子做了太多善事，讓我今世不用太努力就找到自己的身分。這個外表真的可遇不可求，而且這些斑點為我帶來那麼多方便，我感謝爸媽還來不及，又怎麼會怪罪爸媽？

另外有同學問生命是不是有限就不用讀書，對我來說，生命的長短不應該影響到你學習的動力，學習和學業並沒有必然關係，相信同學們都知道。當然，如果你是為了學分、為了畢業才讀書，同時間你又覺得你等不了畢業就先死掉的話，那我建議你馬上退學，因為生命從來不是為了學校才出現的，相反生命是為了自我滿足才能夠維持下去，追逐夢想就是其中一個方法。所以每當有人問如果家人要迫你放棄夢想那該怎麼辦，我會先問到底你的人生是為了什麼而生，為了夢想可以，為了家人也可以，最重要是對自己坦誠相見，當自己認清方向之後就應該全力以赴去實現，盡力避免受其他的人和事影響到自己，就算不幸患上不治之症都不應該放棄。

也有同學會問：『你支持末期患者安樂死嗎？你罹癌那麼久，你有想過自殺嗎？』我先在這裡說一下，我不會主動自殺，但我每天都很期待我的死亡。還有，不管是末期也好，罹癌也好，甚至健健康康的人都好，不管年紀大小都值得擁有安樂死。那其實什麼是安樂死呢？安樂死的原意又是什麼？去瑞士打兩針就等於安樂死嗎？安樂死對我來說是『死得安樂』，只要死得沒有遺憾就是安樂死。那怎樣死得沒有遺憾呢？大家都應該好好去思考一下。」

我喜歡到不同的學校、不同的團體演講，因為不但可以和不同層面的人交換生死觀，透過他們的提問，有時候可以讓我更認識我自己，而且不同的價值觀互相碰撞，就能夠創造新的文化。譬如說，有次我去鼓勵同學們每天在睡覺前記錄一下自己的生活，甚至可以從寫遺書的態度坦白地抒發自己的感受。一個月之後，其中一個同學說現在不但他每天都寫遺書，他全家人也開始每天都寫日記，因為覺得每天睡前寫下自己的心情，記錄一下自己的生活是一個很抒壓的活動，他爺爺奶奶更開始慢慢寫遺書，寫下自己身後的安排，包括自己的遺物怎樣處理，對自己喪禮的幻想等，希望孫子未來的孫子也可以知道他們的人生故事。

很多人覺得一個人的能力有限，但其實大家的重點放錯了，重點不在於有沒有限，重點是在於每一個人都會有一些能力去改變世界。有時候世界就是差你一點點的貢獻才沒辦法變得更美好而已。不用相信自己很有能力，也不要相信自己很偉大，給自己一個機會輸出一點點的力量就已經很足夠。

開辦生死實驗工作坊

除了常常去不同的學校、社會團體去演講，分享自己的生命故事之外，我也開始默默地試探學校對生死教育的看法，除了演講之外會不會有其他更多的可能性去讓學生體驗更多，例如可以辦一些生死教育工作坊等，讓學生除了乖乖坐著聆聽我的故事之外，也可以為他們的生命創造一些與死亡相遇的機會。

每年去三百多間學校演講，有十多間學校都是固定的合作夥伴，幾乎每一、兩年他們會邀請我去演講，我就開始從這十多間學校入手，了解每一間學校的教育文化，還有了解每間學校學生的背景，從而設計一些相對應的生死工作坊，因為每間學校、每位同學甚至每一位負責和我接洽的老師，本身都會對死亡這個議題有一些禁忌或包袱，我想從他們不能觸碰或是從來沒有觸碰過的禁忌裡著手，對他們而言，禁忌是黑白分明，但有時候我們所看到的黑色可能只是沒有光照射到而已，並不代表它真的是黑色，我希望我可以創造一個黑白混在一起的灰色空間，邀請他們一起重新定義黑白色，無論是彩通（Pantone）也好，印刷四分色模式（CMYK）也好，只要找到屬於自己的白色和黑色，就不會再讓黑白變成禁忌，再不忌諱表達對黑色、白色的看法，甚至可以跟大家分享遇見黑色、白色的經驗和想法。

十多間學校裡，雖然每一間都已經和我很熟，也很認同我的想法，但最後會和我一起推動生死教育工作坊的學校沒幾間，確實沒想像中那麼容易。不過，雖然柏林圍牆一夜之間倒下，但其實是好幾十年的醞釀及轉化，只有我多做一點，也不要放過任何機會，哪怕步伐緩慢，但也一點點在拉近與終點的距離。

第一間我試驗的學校是一間國中，負責與我接洽的老師說他們是一間男子學校，還有這一次的對象都是理科生，他們化學、生物等都比較厲害，所以我就辦了一個氣味工作坊，在實驗室裡拜託老師當場調出人死後的氣味，讓他們知道人死後所釋的氣味是由什麼元素組成，為什麼那些惡臭的屍臭味讓人留下不可磨滅的印象，為什麼在做好防護措施之下去觸碰屍體還是會聞得到等，還有把屍臭味拆解之後，在一般的生活環境裡又會在哪裡遇得到。短短一、兩個鐘頭生死教育的工作坊裡，透過他們有興趣的科目化成一把鑰匙，讓他們很輕易打開認識死亡之門。

這次試驗之後，聽到老師和學生給的回饋真的很感動，老師的反應很正面，說校長也希望以後多舉辦這些特別的生死教育活動，老師還說現在同學都會用形成屍臭味的化學元素名稱和符號來比喻很噁心的味道，當然有時候也會用那些化學元素來取笑別人的汗臭味等。雖然他們有時候會把我教的東西用來和同學互相取笑，但對我來說也是一個很不錯的機會把他們學到的東西融入他們的生活文化裡，無傷大雅，雅俗共賞。有時候就是需要從他們的生活習慣入手，他的人生才有機會慢慢改變。不過，如果他們真的要透過取笑別人，甚至傷害別人才學到東西的話，那我願意永遠去當那個被他們傷害的人。

經過這一次試驗之後，讓我更大膽去運用不同層面的生活文化，去讓學生有更多機會且更容易接觸死亡。

從生死教育到死亡教育

第二間願意和我一起做實驗的學校也是一間國中，但這次的背景有點不一樣，最近有學生嘗試自殺，死亡話題隨即瀰漫整個校園，學校裡同學開始議論紛紛，討論自殺、安樂死、輔助自殺等話題，甚至有同學開始仿效自殺者的自殺行為。由於學校裡只有一位社工師，只是要安慰自殺者的家屬已經忙不過來，還有自殺者的同班同學的情緒也需要跟進，學校根本沒辦法同一時間處理全校同學的情緒需要，所以學校就找我幫忙，希望可以為學校製造一些緩衝空間。

我不是社工師，也不是諮商心理師，反正我不是一個社會普遍認可的制度下的專業人士，那些輔導自殺者家屬個案我不太方便去跟進，畢竟學生是在學校範圍自殺，社會上已經有既定機制去處理，我主動去參與輔導個案可能為學校增加不必要的負擔，反而我能做的事情是可以幫沒有直接受到影響的同學辦一場講座和工作坊，把握這次他們主動討論死亡的機會，主動灌溉對死亡正確的知識及價值判斷。

為免學校擔憂，我預先和學校分享我演講的主題和工作坊的內容，得到學校的同意後才去進行，還好已經跟這間學校合作很多次，根本上無論老師和學生都不會對我感到陌生。

首先我去買很多超大型的黑色垃圾袋（本來是想借棺材的，但我錢不夠，還有學校也沒太多資源），然後再買很多瓦楞紙，把它弄成棺材的樣子和大小，再把黑色垃圾袋套進去這個用瓦楞紙搭建而成的「棺材」，在學生還在禮堂裡聽我演講的時候，偷偷把這幾百個「棺材」擺放在整間學校不同的角落。

那次我演講的主題是「自殺是什麼．什麼是自殺」，主要分享一些在法律上的定義、一般社會上的看法，還有自殺者家屬、甚至曾經嘗試自殺的過來人自己的親身感受和體驗。整個演講資訊量有點大，目的是讓學生大概對自殺、安樂死等有基本概念，自殺這回事不是他們三言兩語就可以說得完，所以不期待學生們可以瞬間消化。

演講完後就開始工作坊的部分，工作坊的內容主要是讓他們知道死亡一直都在身邊，不管是自殺者或被殺者當面對死亡時都會很不安，會恐懼，會害怕。當他們從學校禮堂離開，返回自己的教室時會遇到很多「棺材」，然後根據他們剛剛在聽我演講的反應，再為他們安排不同的生命體驗，例如一些學生取笑自殺者是智障、是懦弱，甚至把「自殺」這個話題當作玩具來肆意踐踏和破壞，那工作人員就默默把他帶走放進棺材裡面（放心，每個黑色垃圾袋都有透氣孔，每個棺材我自己也親自測試過），讓他們親身體驗一下那些從「死亡」、從「未知」帶來的不安全感，三分鐘後才讓他們「復活重生」。這個突襲主要是想讓他們知道，他們這樣面對死亡的態度，並不代表他們是很樂觀、很輕鬆去談生死，而是他們是輕率、輕浮地把自己的妄言妄語加害到自殺者身上，這對別人、對自己沒什麼意義，更沒有好處。

另一方面，對於因為受同學影響而想自殺的同學，我會邀請他們繼續待在禮堂裡，再了解他們對自殺、對自己自殺的看法，然後和他們一起安排他們的身後事，透過這個過程中，讓他們重新再回想一下自己是不是真的對這個世界、對自己喜歡的人都沒有任何留戀，讓他們認清自己是不是真的想要結束自己的人生，或只是想要結束讓他們人生感受到絕望的部分而已，而不是他們的生命。

這次工作坊後，老師說他們沒有全部馬上改變過來，嘴巴賤的嘴巴還是會賤賤的，但至少對「我只是開開玩笑而已」整體的水平線都提高了，不會再輕易訴諸語言暴力；受「自殺念頭」困擾的學生也開始意識到他們不是不想繼續過人生，只是想把不開心的部分刪掉而已。老師說校園整體的氣氛沒有到很融洽，但至少也感受到同學與同學之間存在著一份「尊重」。

當然，我和老師們都知道，這份尊重不知道可以維持到什麼時候，但至少為當下的環境提供了一個緩衝區，這也是我們當初想辦這個實驗工作坊的目的。

打破學校固有價值觀

經過這兩次的生死實驗工作坊之後，我的膽子變得更大。過往香港對生死教育的發展並沒有太多人在意，就算有些人是從事生死教育工作，也可能因為社會某些制度及道德觀，以致對他們專業的期盼會限制到他們想做、甚至想改革的事。試想想，如果一個社工師說想讓你孩子體驗一下生死教育，所以想把你的孩子塞進垃圾袋裡，如果那個是你的孩子，你會馬上瘋掉，然後開始對這位社工師進行投訴，投訴投到他丟飯碗還好，如果他還在「詭辯」去捍衛自己的專業，你甚至會求社會大眾制裁這位被你形容為極端分子的社工師，讓他再也沒辦法在這個世界立足。這也是為什麼一些對生死教育有抱負的人，得到社會認同後（就是去讀大學、考證照等），就成為他實現抱負的絆腳石。

這個時候，我就可以出場了，因為我沒有任何負擔，也從來都沒有任何資格得到社會認同（一個高中還沒畢業的人哪有資格在社會上有話語權），所以相對來說，我也沒什麼負擔去當一個改革者。如果我這個先頭部隊可以開拓更多可能性、而又被社會接受的話，那些對生死教育的專業人士也可以跟著一起做；如果不被社會接受的話也沒差，反正我一直被社會邊緣化，那些專業人士也不會有什麼影響，他們還是可以在學校繼續把投影片每一個字唸一次就覺得已經在做生死教育，畢竟大學的學貸真的蠻貴，正所謂槍打出頭鳥，主動當先頭部隊萬一失敗的話工作沒了，飯碗沒了，在社會的壓力可能要換工作跑道，那過去十多年努力爭取社會認同的學習生涯就白白浪費。

基於以上種種，如果有機會的話，我想試試辦一個生死教育課程，時間不用太長，就算只有一個星期或是一天，能夠把一整座學校改變成為生死教育學校，對從事生死教育工作者來說，應該是一個蠻不錯的建議。就在這個時候，我收到一間設計學校的演講邀請，我如往常一樣馬上就答應之外，我很大膽地和他們提出我這個想法，問問他們有沒有興趣除了邀請我去演講的同時，也試試在學校裡舉辦一個生死教育週，在這一週裡，同學每天回到學校學習的題材都是和生死教育相關的，看看一週之後整間學校的學生有什麼變化，或是對生死有什麼新的想像。

我知道對學校來說是一件很瘋狂的事，應該也需要一些時間去思考及消化，但真的沒想到老師和我說校長聽完覺得非常有意思，也非常有意義，唯一的考量就是要制定一個新的課程是需要很多時間，更不用說現在想辦的這個課程是從來沒有人辦過，所需要的資源不單是時間，人力、物力都要重新安排，所以校長建議下一個學期才推行，用半年時間去籌備，去安排教材，還有老師們也要先上一課生死教育課，校長希望整個學校都從他開始，到老師、到學生、甚至學校裡的行政人員等都可以一起去體驗這個實驗計畫。不過，不是每一個教職員都這麼覺得，有些老師當初是一口拒絕的，他們拒絕的原因是想本來的工作量已經很大，現在還要額外花更多時間，甚至要動用個人時間去體驗這些有的沒的，要做就校長自己去做，還強調自己只是一個教育工作者而已，不是什麼教育家，沒什麼抱負。當然也有不少老師的反應是正面的，他們會主動說想參與更多，因為他們對生死教育這個題材很感興趣，自己家裡也有小孩子，自己也有父母，總有一天要面對，希望趁這次機會可以幫學生、也讓自己打開這個平常沒有機會打開的禁忌。

「死過界 Fine Dying」死亡展覽

經過兩、三個月和校長的討論，我們最終訂立了連續七星期的生死教育課，每天上課的內容除了本課之外，也跟「生死」這個議題息息相關，譬如說主修室內設計的，那他們要在七星期裡設計靈堂；主修園林設計的學生，就要設計墓園；主修產品設計的，就設計骨灰罈；主修影像設計的就幫老人家拍遺照等。七星期後我們會辦一個名為「死過界 Fine Dying」的死亡設計展覽，把每一位學生的作品，以藝術品的方式展出，透過他們的作品跟大眾分享他們這七個星期學習過程及收穫。

不過，這次試驗計畫是老師自願參與，所以老師的自願性也會影響到學生參與的機會，譬如說有科主任決定不參與，那修讀該科目的學生也不會參與，因為除了把生死教育注入本身的課程之外，很多相關科目的知識及專業也需要應用得到，如果沒有相關科目的老師參與的話，根本沒辦法完成，所以老師的參與對學生的學習是非常關鍵，是不可取代的。最後雖然不是全體老師都願意一起參與，但我沒有失望，因為尊重每個人的意願是基本人與人之間溝通的平台，不尊重個人意願，也不配去跟別人聊要尊重每個人遺願。所以我更特別感謝有七個科系，總共十多位老師答應與我們一起同行，一起去探索生死教育更多的可能性。

另外，為了增加這次生死教育的儀式感，我還特意去和殯儀公司借了三副不同用途的棺材，一副是土葬用的，一副是火化用的，還有一副是近年才出現，用廢紙做的「環保」棺材。我把三副棺材放在校園裡的當眼處，每一位同學一進學校就一定會看得到。本來想說除了增加儀式感之外，也可以讓一些沒辦法跟我們一起體驗生死教育的同學們也有機會接觸到一些殯儀知識，沒有想到這三副棺材會遇到學校附近的街坊反對。

我記得我們擺放的第一天，因為棺材的體積有點大，而且有點重量，基本上靈車是運送棺材的最佳運送工具，沒想到第一天的早上，我們靈車開到學校門口，準備要卸下棺材時，竟然被學校的保安阻止，保安一直跟我們說這裡是學校，不是殯儀館，不是火葬場，然後保安指手畫腳告訴我們殯儀館應該往哪裡走，就算我跟他們解釋這些棺材裡沒有屍體，這些棺材是用來當教材的，他們也聽不進去，警告我們再不離開他們就會報警處理，最後要校長親身去保安室解釋才能釋除保安的疑慮。我一直見證這些畫面發生，一邊覺得很搞笑，但另一邊就讓我知道香港的生死教育有多缺乏。

好了，好不容易把棺材移到學校裡，又有另外一件事發生。

這間設計學校的庭園部分是對外開放的，跟一般的大學一樣，讓學生或是附近的民眾任意穿梭，所以每天都會有不少民眾經過學校。問題來了，我們當初辦這個七星期的生死教育課程是沒有通知學校附近的居民，所以我們擺放棺材的第一天把不少民眾嚇到，有民眾甚至和學校投訴，要求學校要賠償他們的心靈創傷。我聽到覺得有點傻眼，這裡本來就是學校的範圍內，學校要辦什麼課程不太需要經過附近鄰居的同意。而且棺材和愛情不一樣，棺材是每個人都會遇到，甚至需要使用得到，因為在香港的法律規定，屍體一定要放在棺材裡才可以火化。

不過，你很理性和附近的居民去解釋也沒有，因為他們就說不吉利，棺材不應該亂放（我們沒有亂放呀，我們是設計學校耶，放棺材的位置也是我們精心設計的），他們更表明如果學校不把棺材移走，他們會向里長投訴。還有不要以為只有華人覺得棺材是禁忌，我們也遇過美國人直接跟我們投訴說棺材不應該放在學校，會有惡運纏身，又說隨便亂放棺材是不尊重棺材，如果我們不把棺材移走，他會報警處理。

因為突如其來的投訴，學校裡的老師反應不一，有些老師覺得剛好是一個機會可以順便教育大眾，有些老師覺得要顧一下居民的反應，擔心如果事情繼續鬧大會變成社會事件，影響學校的名聲。

說真的，我沒想到學校附近的居民會有那麼大的反應，畢竟我們設計課程時是以學生為主，希望學生可以透過不同的學習環境接觸到更多和死亡的知識及從他們的設計領域裡探索更多未來對死亡的可能性。雖然我當初好像被批評忽略附近居民的感受，但正是發生這些狀況更可以讓學生了解現今大眾對死亡的禁忌，也可以想一下怎樣透過自己的領域去改變現今的死亡文化。

最後，雖然真的有里長和警察來學校「關心關心」，但校長決定堅持我們當初設定的願景，棺材繼續放在原來的位置，但也會在學校的通道上面標誌一下我們課程的內容，也開放給大眾，如果他們有興趣可以一起參與。所以這七個星期的死亡教育課程裡面，有一百多位的老人家一同參與，來當「教師」和學生分享他們的生命故事，還有他們對死亡的想像，讓附近居民也成為這次課程的持份者。

至於學生方面，當然也面對不少難題，前面不是說這次課程是自願性的，老師願意參與的話，他課裡的學生也會一同參與，反之亦然。但我們陸陸續續收到本來沒辦法參與的學生也表示很想一起參加，問可不可以這七星期去有其他參與死亡教育課程的學系裡當「交換生」，當下聽到學生這個建議時，真的不得不佩服學生的創意，原來只要是他們有興趣的東西，他們也會主動出擊去爭取學習機會，完完全全打破一般社會覺得學生缺乏動力的觀感。

能夠有機會得到學生的認同與支持，我們作為課程的設計者當然不會拒絕。我們能夠邀請外面的老人家一起參與，又有什麼理由不讓學校裡的學生參加呢？最後，這七個星期的死亡教育課程，打破了一貫學校的做法，不管你是老師、學生或是附近的居民都自由參與，唯一的要求是學生在七星期之後一定要完成他們的作品，老師也會根據學校既有的評分標準去給他們分數。因為校長和我一樣，除了增加學生接觸到生死教育之外，也是把這一次作為試點，希望之後可以把生死教育納入學校的必修課程。

這七個星期，真的畢生難忘。除了為自己第一次走進體制裡嘗試改革感到興奮之外，這七星期看到老師、學生以至街坊對死亡這個禁忌的變化，真的很感謝他們給自己一個機會，更感謝他們給我機會。有老人家本來本著一個想要教訓學生的心態來參加，想要幫學生「上一課」，但經過學生無微不至的照顧，學生們認真聆聽他們的故事與需要，最後老人家看到學生為自己創作的作品也深深被感動，老人家終於知道學生不是隨便上上課、隨便做做功課而已，而是真的想要透過自己的能力去實現老人家的夢。

其中一個例子是這樣的：老人家說他自己很愛書法，希望自己未來的喪禮上可以展示自己的書法；他還說自己是一個黑白分明的人，但不太喜歡黑白色，他希望的人生畢業典禮是彩色的，因為他覺得自己過往的人生為了養家一直努力工作，休假時也沒有心情寫寫書法抒壓，直接睡死到隔天又要上班的早上，自言人生沒太多顏色，所以他希望他的喪禮是彩色的，雖然他自己沒有機會看到，但可以還他這個心願。學生知道他的心願之後，為他預備了文房四寶，鼓勵老人家用書法寫下自己的人生故事，學生們也常常叫老人家教他們寫書法，原來學生們正在偷偷收集老人家的墨寶，幫老人家設計了一系列的文創產品，送給未來出席老人家喪禮的親朋好友。雖然這些產品還沒生產，但老人家從電腦看到學生們的設計圖已經感動不已，更希望學生可以幫他設計喪禮，還跟學生交代他的身後安排，希望學生可以當他的乾孫子，之後能以孫子的身分出席他的喪禮，因為他的兒子和孫子已經移民去國外。

生命就是這麼夢幻，一個本來想要來教訓學生的老人家，最後變成一位叫學生當乾孫子的爺爺。有時候我聽到老人家一直叫學生當他孫子，我都會忍不住問老人家有沒有考慮學生的爺爺的感受，老人家還說：「有多一個爺爺愛他們不好嗎？」我猜不管是學生或老人家萬萬也想不到參加一個死亡教育課程，會找到一個新的親戚關係。

看似美好的結果，但我也要顧一些現實。畢竟我們這個只是課程，對學校的立場來說當然是以學生為重，我很認真地和學生說，要不要答應當老人家的孫子，也要好好去想一下，一段關係可以貴重，但也可以很沉重，我們不要因為不敢拒絕別人而接受非自願的事情，我們知道自己能夠承受的重量，這也是生命教育的本意。

除了外來的老人家之外，學生在這七個星期裡也發生意想不到的生命歷程。有一位學生和我說他不想參加這個課程，問這七個星期可不可以不用到學校，或是在家自修。對於學校的立場就算容許你自修也要回學校，對我來說我的態度是開放，不過我想先去了解學生為何有這個意願再決定。

我約學生對談，想了解一下如果他在家自修會想自修什麼：「首先，我想先跟你說我不是你們學校的老師，所以你可以放心跟我說你心底話，我們的對話是保密的，我不用跟你的老師報告我們說什麼。我們之所以會面是因為我想了解你為何有這個想法，可以讓我回去好好反省一下為什麼我設計課程時沒有照顧到你的感受。希望我得到你的回饋之後，可以讓我下次要再辦時能更注意一點。」

「我不是不想參加，是我不敢參加。」

「為什麼？可以跟我分享什麼原因嗎？」

「因為我媽在病房很多年，她是一個長期病患。當暑假收到學校的電郵說有這個死亡設計課時，我就想起我媽。我怕我上課時會想起我媽，我怕自己忍不住，沒有同學知道我家的狀況，我不想他們知道。」

「愛父母不是一件羞恥的事，哪怕是為父母流淚，甚至流血。你可以在課程裡盡情透過你的作品去表達你的感受，你不想用言語我們就不用，更不用和同學交代。設計是為了解決問題才被創造，藝術是為了表達而存在。雖然我們這一次是設計課程，但如果你這陣子覺得不舒服的話，你可以用藝術的方式去表達你心裡的感受，甚至可以用藝術表達你對媽媽的愛。我自己也是長期病患，有時候我也會覺得自己的存在是我家人的負擔，我也很希望家人的人生不會因為我而被耽誤，不想造成他們的壓力。我不認識你媽，但我猜你媽媽也有相同的看法，她想成為你前進的動力，而不是在拖你的後腿。」

「我真的很害怕她會離開我。」

「我相信她也不想離開你。但人的生命很有限，很多歷史都告訴人類花很多時間去難過，但沒有把握機會和時間去珍惜。如果歷史可以借鑑的話，所謂『珍惜眼前人』，應該是歷史想我們學會的事情。」

短短十多分鐘的對話，學生終於把他積壓多年的情緒，開始慢慢地抒發出來。學生認同這次對話只是開始，也認同透過這次七星期的課程，用藝術這個方法做一個試點，成為他第二個表達自己的方法，因為自己一個人在家不管喝多少水，也會把淚眼流光。

死亡教育的存在意義

與七個設計學系的老師們籌備了四個多月，讓同學們經驗了七星期社會設計 × 死亡教育的「死過界 Fine Dying」死亡設計展終於完滿結束。在這七星期「死過界 Fine Dying」的死亡課堂裡，跨越七個不同設計部門，一起透過設計去展示殯葬方法及生死教育的新方向，試驗「生死教育」成為學院必修課目的可行性，例如產品設計系的同學會設計環保棺材、讀室內設計的同學設計靈堂、修讀園景建築的同學去設計城市紀念花園等，在這七星期「死過界 Fine Dying」的死亡課堂裡，藉著他們修讀的課程去設計具可行性的創新殯葬方法。

當然我和校長、老師及同學們都明白，如要落實我們的設計需要多方面配合，例如政府、商界、醫療、社區等，要得到所有社會上所有持份者的認同可能相當困難，但在這七個星期社會設計的體驗裡，最少我們確實知道什麼方法、什麼設計可以讓我們應得好死。

之所以叫做「死過界」，其中一個原因是因為我們想打破舊有殯葬傳統模式及社會對「死」的傳統觀念，例如這次死亡設計課程裡我們透過學生與老人之間的交流，互相了解及尊重對方意願之下共同設計靈堂，從日常生活中的經驗及以一個使用者的角度去提高作品的可行性。還有我們訪問一百個住附近的老人家，不單為他們的人生寫成傳記，更找來讀形象設計的同學把他們獨特的生命故事形象化，藉此肯定老人家的存在價值外，亦希望透過這些形象化的故事，可以軟性地讓他們家人明白他們對生死的看法。

這次死亡設計經驗裡，我們常常強調老人家不是我們的服務對象，他們不單是作品的一部分，他們更重要的身分是擔任這展覽的死亡設計師，與三百位學生共同設計死亡作品，以「造夢紀」形象設計為例，我們想除了用文字記錄老人的傳記外，也希望可以用影像說生命故事，所以每一位老人家的服飾、形象都是以老人家的生活經歷為主導。與學生共同設計，經討論後，學生用自己的身體先配搭一次，給老人預覽共同設計出來的形象，然後再讓各設計師加以修飾，希望作品裡的每一個細節都得到每一位設計師的認同。

還有，在「造夢紀」這個形象設計項目裡，我們花了過半的時間去尋找共同創作的可能性，但我們真的深信這是社會設計的唯一出路，但若然我們先重視時間應用、效率管理，那可能就會讓學生忽略彼此尊重的重要性，而這絕對不是社會設計的目的，更不是教育的本意。

有時候我真的很感謝校長和老師的支持，畢竟以他們的專業要相信一個高中也未畢業的人真的需要大量膽識和勇氣，因為光是要辦這個死亡教育課程要承受很多制度帶來的壓力。但當我們看到學生們從一開始以一個旁觀者的心態來看待，到最後很認真地全情投入創作自己的作品，從他們的設計可以看到未來殯葬產業將會注入更多改革及更新，除了講求效率之外也要以人為本，才能夠讓家屬得到安慰，讓先人得到安息。

還有，還記得一開始看到棺材就吵著說不吉利，說要和里長投訴、還有說要報警的居民嗎？里長和警察到場了解之後覺得我們沒有違法就離開了，剩下還在生悶氣的他們。但這七個星期也看到他們的轉變，從他們說要繞道不會經過學校範圍，到看到他們慢慢也可以接受棺材的存在，再到他們容許我們和他們介紹棺材的演變，他們甚至願意去觸碰棺材，對他們來說已經是一個很大的突破，還有他們偶然看到學生們把棺材當作沙發，累的時候會躺在裡面休息，他們也沒有破口大罵，可以看到他們的接受能力慢慢提高，這也是證明死亡可以是禁忌的同時，也是一個契機讓我們重新認識自己對這禁忌的界線。

在網上搜尋「生死教育」這四個字，大約出現一千九百萬條的相關項目。細閱一下，大部分提及有關生死教育的形式通常都以講座、分享會、探討活動工作坊等形式為主，透過口水、透過理論去了解生死。而有關生死教育的內容亦大致會觸及當代殯儀行業現況、了解自我情緒、反思生命等。而「生死教育」的活動通常只能在非營利組織、社區團體、學校課外活動才找得到。

我相信，無論是舉辦者或參與者其實都希望透過「生死教育」去了解及體驗我們如何可以在香港得以安息。透過討論可以得安息嗎？透過分享可以得到安息嗎？透過批判殯儀業的弊處可以得到安息嗎？若討論沒有立場和態度、若分享會裡沒有安慰、若不懂得如何讓殯儀業踏上正途，參與這生死教育課程亦只會繼續讓你不得死。這也是為什麼我堅持要辦這死亡設計課程的原因。

時裝和死亡是同一天出生的雙胞胎

「死過界 Fine Dying」死亡設計展過後，我的人生和時間一樣，沒辦法也沒想過要停下來，就算我知道待在地球的時間越長，我剩下的壽命就越短。我一邊還在尋求上天堂的機會，一邊繼續受到各方好友邀請一起嘗試改變社會。

除了繼續和教育界和社福界合作之外，亦開始進軍其他領域搞破壞，希望只要有人能夠接觸到的領域，我都想去講講生命、講講死亡。

那時候我常常去占用我朋友的工作室（沒辦法，真的很窮，在這謝謝愛過我的你們），常常有意無意就上去坐坐，以「關心朋友」之名占用工作室，當然偶爾也借題發揮本色，和朋友摸摸酒杯，噓寒問暖。工作室裡有好幾個來自不同專業的朋友：有做音樂的、有做動畫的、有做經紀人的，也有做時裝設計的，大家共享一個工作室，可以不用獨力負擔昂貴租金，又感覺有同伴在旁，沒那麼孤單。

有一次我又上去打擾他們，當時裝設計師的朋友最近沒什麼靈感，我就趁機跟他推銷死亡這個話題（不知道的以為我在做直銷），說要不要設計以死亡為主題的時裝，我可以拼命地在他旁邊協助他（還要情緒勒索他，我真的）。不知道是不是我的潛移默化奏效，或只是他覺得我很煩，沒隔多久他就答應我了（哈囉，明明說是要幫助朋友的，為什麼現在是反過來朋友答應我，我到底有多不要臉），我們就正式走在一起，看看死亡和時裝有什麼發展的可能性。

死亡和時裝放在一起，很多人第一時間會想到壽衣、喪服等，但我想做的並不是先人才可以穿，而且壽衣本身已經代表一定的死亡觀；我想做的是可以把死亡觀注入流行文化裡，而時裝就是其中一個流行文化的指標。我想做的不是死人穿的壽衣，我想做的「壽衣」是當你還有壽命去燃燒的時候就可以穿的時裝。

但問題來了，什麼是時裝？我真的不懂。我去查查時裝的歷史和定義，普遍來說「Fashion」是代表魅力、美麗、時尚、潮流、款式等的意思，怪不得我自己常常穿的只可以算是衣服，稱不上時裝，也不得不佩服時裝設計師的設計作品，可以讓我們欣賞到自己美麗的一面。當然時裝除了讓我們展示魅力之外，也代表著一種自由和舒適的體現，還有遮蓋身體和禦寒等，也是我們穿時裝的目的。

算是大約了解時裝的背景了，那又跟死亡有什麼關係呢？沿著「遮蓋身體」去查查看，終於讓我發現，自古以來，原來死亡和時裝有著密不可分的關係。我第一個時裝計畫因為這一份很微妙的關係也隨之而誕生：「天地初開，時裝與死亡已經有著密不可割的關係。從伊甸園裡，人類因為受不住誘惑而吃了分辨善惡樹上的果實，並由那一刻開始，人類就需要面對死亡；亦因為吃了善惡果實，我們開始懂得分辨善惡，所以也造就了時裝的誕生。

從當天在伊甸園裡我們用無花果樹的葉子作衣裳，到幾千年後的今日，時裝已不再光是用來遮醜，今天我們甚至已經把衣裳成為表達個人生活品味的主要媒介。

時裝與死亡是在同一刻誕生的。它們是雙胞胎，但好像顯然有不同的性格。經過幾千年的歷練，時裝由一片葉子開始，到現在所運用的顏色、物料、剪裁等千變萬化，步伐越走越快。但人類對死亡的顏色仍然停滯不前，非黑即白，面對死亡的態度依舊一成不變，一條死路。我從來都深信生命的顏色應該色彩繽紛，所以死亡也應該一樣，因為死亡是生命的一部分。既然死亡和時裝息息相關，所以我要找時裝設計師一起研究，嘗試把我對死亡的看法呈現在時裝上。

這一次手多多搞時裝，並命名這個展覽為『#fashionisdeath』，中文譯名為『壽衣』，並不指時裝已死，而是很單純地想大家對死亡的看法能與『時』並進。人生在世，都希望能夠死得眼閉，走得招積。能夠擁有一件你喜歡的衣服不難，但要穿到一件能代表你對死亡價值觀的衣服卻很難。若然你對有價值觀的時裝有追求，若然你對死亡的顏色有興趣，若然你對死亡的時裝有幻想，我誠意邀請你過來跟我這一批壽衣交換價值觀。」

設計師朋友聽完我的這個系列的想法後，覺得我這個想法蠻有趣，好像有點真實，同時帶點混亂。他問我那是不是代表這個系列是有基督教的背景，我說時裝和死亡出生當天，可能基督已經存在，但宗教在那個時候應該也沒有人在談論，畢竟《聖經》也沒有記載那時候是不是已經有宗教的存在，我們的重點放在死亡和時裝是同一天出生這段關係就可以了。朋友聽到之後就提出一個很大膽的方案：「不如直接從你的死亡觀點出發吧，反正每個人的死亡觀都不一樣，你從你的觀點出發就好，這樣更具代表性。」就這樣又速成了一個新的計畫。

主題想好了，但我真的沒有受過太多教育，更不用說我根本不懂設計。這個時裝系列裡很多的設計理念都只是從我個人穿衣服的經驗去開發，譬如說布料裁剪方面，是以我個人需求為設計概念，畢竟做衣服當然想自己也可以穿得到。從小到大我對布料都非常講究，因為患皮膚癌的關係，皮膚對布料非常感敏，有些皮膚和痣一樣凸凸的，有些皮膚和樹皮一樣，接觸到衣服總會癢癢的，還有布料或剪裁不好很容易會被勾到流血等，所以從小到大都不容易買到衣服，小時候穿的衣服基本上都是媽媽去挑布回家再親自裁給我穿，不然每天醒來總會看到床單一片紅海。

#FASHIONISDEATH 死亡時裝秀

這次 #fashionisdeath 系列有一半是以功能性為主，會選一些比較舒服的布料，例如高支數棉（Refined Cotton）讓衣服更順滑，又會選紗羅（Leno Weave）更透氣，夏天穿也更容易散熱等；另一半以時尚角度出發，例如會選一件高磅數的布料，不同身形穿上去也不容易變形等。還有這個系列分三個主題，每個主題有七個套裝，加起來有二十一套，總共五十多件衣服。如果你對時裝設計有興趣的話就會知道作為首次推出自己品牌來說，五十多件衣服是需要有多大的心力和時間才能夠完成。

衣服還在設計當中，但我的腦袋已飄到時裝秀那邊去。有好一陣子我的 YouTube 觀看記錄全部都是時裝秀，不管大大小小時裝品牌的時裝秀只要可以在 YouTube 上找到的，我都看過，然後才發現原來世界真的很大，有很多時裝設計師花光積蓄，要暫住朋友家的沙發，也堅持不放棄追逐夢想；當然也有看過一些世界級的時裝週裡直接把伊甸園搬進時裝秀裡，完美呈現品牌的魅力和價值。

一邊看、一邊在問自己：那我的呢？怎樣才是一個成功的時裝秀呢？除了時裝本身之外，時裝秀舉辦的地點和時間，還有時裝秀裡的氣氛、燈光、音樂、甚至劇場元素等原創性的鋪排，也會直接影響到品牌給別人的印象與個性。

光是選時裝秀的地點已經很頭痛，我的時裝的主題是 #fashionisdeath，再加上我是因為寫遺書、在殯儀館辦生前喪禮而給大眾認識，我當然知道如果我在殯儀館辦時裝秀是一件合理不過的事情，但就是因為太過合情合理了，如果我又在殯儀館辦活動那就真的太缺乏創意了，還有死亡本身就無處不在，不只是在殯儀館才接觸到，如果我真的要改變死亡文化，更應該走出殯儀館才對。我不斷在翻香港的歷史看看除了殯儀館、墓園、醫院、教會或是車禍現場等之外，有哪裡也是和死亡有關的地方，經過好一陣子的「調查」（其實也是在網上不停查資料而已），最後我找到唯一一個適合辦時裝秀的地點：香港中環必列者士街市場裡的室內遊樂場。

必列者士街市場位於中環必列者士街，是一個香港的三級歷史建築物，早在二戰之前已是貧民聚居之地，而且每年的農曆七月都會辦盂蘭勝會。另外，市場前身是一個教會布道所，一八八四年孫中山更在此處洗禮入教。天啊，當我看到這個地點時，真的有點嚇倒，試想一下，除了這個地方還有哪裡可以具備、甚至保有不同面貌的生死觀？而且這個應該是香港唯一一個公共遊樂場是在室內，有兩個門口可以讓模特兒走秀，根本就是為了時裝秀而建的地方。「我一定要在這個別具意義的地方舉辦我的時裝秀，不管任何方法！」我當下就下定決心，這個市場裡的遊樂場一定是不二之選。

你以為事情就是這麼順利嗎？怎麼會咧？不過真的沒想到除了冒著犯法的風險之外根本沒其他方法在這裡辦。原來香港的公共遊樂場是可以申請租借，但因為它是公共的關係，就算是付了租賃的費用，也不可以影響到一般市民進去使用遊樂場的設施，包括桌球等，還有租借期間所製造的聲浪也有限制，以不影響到別人為主。天啊，又要花錢租，又要開放給別人用，那租來幹嘛？還沒算遊樂場的燈光不可以自己調，不可以設置音響等。

但以為這樣我就會放棄或另覓地方嗎？當然不會啊，因為這個地方真的是不二之選，沒有其他地方可以取代。那怎麼辦？那就自己默默地舉辦，不要觸動到執法部門就好囉。為了知道附近鄰居對噪音影響的程度，還有執法人員的應變速度，我花了一個月的時間去「踩線」、去探路，透過不同時間點去現場放放音樂，看看到底有多吵，附近居民才會受不了報警，還有警察要花多少時間才到達現場，時裝秀只要警察到現場前順利結束就可以，可以完夢之餘也盡量減少對別人的影響，也算不錯啦，對不對？我知道聽起來有點任性，但對比遺憾，一點點任性也不為過。

知道鄰居的忍耐程度，也知道警察的應變速度後，接下來就是場地電力供應、模特兒化妝和換裝的地方等問題要處理：電力方面還好，場地附近有認識的咖啡廳可以幫忙提供；模特兒的化妝室離時裝秀的場地有點距離，所以包了一台觀光巴士接載二十一位模特兒，避免她們的妝因為炎熱的天氣而有什麼差池。

關於時裝秀的部分終於定下來了，時裝也有最終定案，剩下來要考慮的只有舉辦的日期和時間，最後我們也定在農曆七月所謂鬼門關大開的那一天。

雖然整個時裝秀只有十多分鐘，但後面需要的人力、物力非常龐大，不管是設計師、模特兒、燈光、音響、音樂、影像、搬運、策劃、協力等，都是靠朋友幫忙（我們當天甚至有贊助商，也是朋友幫忙找的），才能夠促成這個瘋狂的死亡時裝秀，如果我能打破傳統華人禁忌的話，我真的很想每個都抱一下，每個都親一下（哈囉，有問過他們願不願意嗎？），真的真的很感激他們的支持與信任。

當天時裝秀的內容永遠都會留在腦海裡，自己失意時拿出回放一下，自誇一番；別人失意時也可以拿出來鼓勵他們，讓他們知道就算我們沒有跟上世界所謂的標準，不代表我們失去追逐夢想的資格及能力。我高中也沒畢業，但我想做的事，沒有人可以阻止，我想寫書就寫，想辦音樂會就辦，想辦藝術展就辦。而且我能做的事，遠比我想像中更多更大，以這個 #fashionisdeath 時裝系列為例子，本來只是想做就做，自己開心自己 high 而已，沒想到會受到別的時裝週邀請參展，更沒想到因此得到年輕時裝設計師這個獎項。

你看，我這個幾十歲、外表不討好、高中沒畢業的大叔也有人欣賞，也許你會覺得我比較特別，或比較幸運，但我想告訴你，我的特別、我的幸運，全部都是因為我願意愛自己。愛自己這回事，學校不會教，社會不會講，所以人也沒有太多經驗，那正正就是這樣，只要你稍微多愛自己一點點，你就比別人容易出類拔萃。我們不用追求別人認同，我們給別人機會追求自己就好，那就已經功德無量。

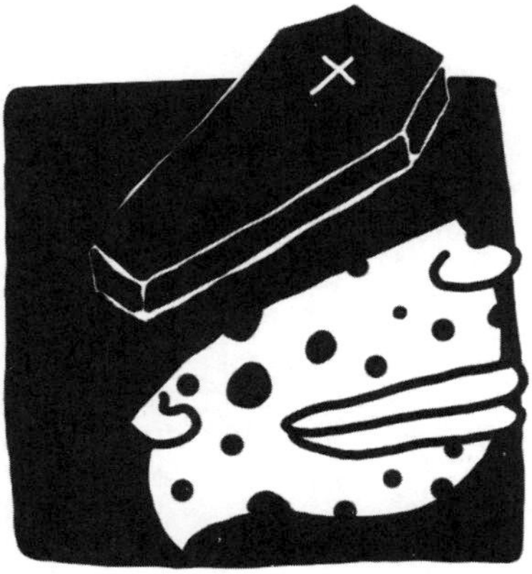

第五章

我家不在這星球

斑點星球人

我曾經以為我是斑點星球裡唯一一個生還者。香港醫生曾經說過在香港大概只有三到四個斑點星球人存在，我們的出現是因為一些不明原因令我們的基因出現突變，跟復仇者聯盟裡一些超級英雄差不多，小時候我真的有一段時間以為自己是不是和賭神的徒弟賭聖一樣，有一些很厲害的特異功能，當然長大後慢慢就發現我的特異功能大概只有比一般人體溫高，所以特別熱情和特別容易中暑而已。

在我成長的過程中，我都沒有遇過我的同鄉，直到二〇一四年第一次在臉書看到台灣的琪琪。發現琪琪的存在時，那一刻的心情很難形容，很開心遇到同鄉的同時，卻又很擔心她未來要面對的生活，畢竟我在這個地球活了好幾十年，大概都會知道她未來要面對一個怎樣的生活。

記得第一次看到琪琪爸爸的貼文，說「希望一樣有黑色素痣狀況的父母能夠一起討論分享生活或治療的經驗」，然後我馬上留言說我是香港人，我也跟琪琪有同樣的狀況，但我已經三十二歲了，請琪琪爸爸放心，我們都很堅強，只是有一點怕熱而已。當然我爸媽知道後很興奮，同時也很擔憂琪琪的身體狀況，但我爸有留言和琪琪爸說他也是一個黑色素痣孩子的父親，很明白他們的感受，同時也鼓勵琪琪爸媽不用灰心，小心翼翼地跟著琪琪一起勇敢往前走，一定會見證到希望。

知道琪琪也是來自斑點星球之後，我一直有和琪琪爸爸保持聯絡，看看我們有什麼生活的經驗可以互相交流一下，但我還是很想盡快可以飛來台灣，與琪琪、還有琪琪爸媽見見面，我連一天都等不了，那時候我和琪琪爸說我想馬上就買機票飛去台灣跟他們會面，不知道我是不會太過熱情把琪琪爸嚇壞，琪琪爸說很感謝我那麼有心，不過如果可以的話再稍等一下，因為他在貼文之後，有不少人回他說，其實他們的家人也跟我們有一樣狀況，很希望可以一起交流。要不是琪琪的爸爸、媽媽的勇敢，我們可能不會有機會知道彼此的存在，我們也可能不知道原來我們並不孤單。

在等候琪琪爸的消息期間，我自己每一天都在幻想我和琪琪一家人見面的畫面，也常常在想到底在台灣會有多少個斑點星球人？十個？二十個？會嗎？會有那麼多嗎？在香港醫生說大概只有兩、三個而已，就算是台灣按人口比例來說，應該會有八個到十個？那他們的生活都過得好嗎？他們又會有多大呢？會有比我大的嗎？因為我曾被說過我能夠活到今天已經是奇蹟中的奇蹟，真的希望他們沒有什麼大礙，更希望他們都活得好好、過得開心就好。

還有雖然我知道「原來我並不孤單」，但是，說實在，這句話我講出口之後也覺得有點怪怪，一方面覺得終於有一些同路人，好像以後遇到什麼事都會有人明白，或是可以互相扶持一下；另一方面又真的不想再有人和我一樣要承受很多生活上不同考驗與困難，因為不一定每個人都承受得了。我不是在說自己有多厲害去克服這些可能一輩子也磨滅不了的陰影，只是想說，如果人一定要受到不同磨練才會成長，還有如果人類一定要往所謂的「長大」方向去發展的話，我會建議去試試其他磨練，或者是拒絕長大就好，因為人不是生出來就可以堅強地面對一切；相反地，人是十分脆弱的，那些為了長大而出現的「磨練」很容易成為日後生活的陰影。

我記得大概過了一個多禮拜，終於有機會來到台灣和琪琪、琪琪的爸爸媽媽見面。看著琪琪爸媽，就讓我想起我爸我媽，他們怎樣把我帶大，當中經歷過什麼的困難，遇到一次又一次的希望和絕望的交叉點，我爸媽的經歷彷彿是琪琪爸媽未來的寫照，而我好像是來自未來的琪琪，跟琪琪爸媽分享琪琪未來可能遇到的事情，希望我這個「未來的琪琪」可以幫到現在的琪琪如何面對未來很有機會遇到的一些無可避免的生活經歷。

那時琪琪還很小，兩、三歲左右，而且很怕生，那種感覺很複雜，明明我和琪琪沒有任何關係，要不是有網路，可能我們永遠都不會遇上，但自從知道她的存在，到看到她本人，說實在心裡有一個小劇場，真的很想很想衝過去抱著她，跟她說：「妳還好嗎？妳在台灣過得好嗎？妳放心，以後妳都不再孤單了。」但現實中琪琪應該滿腦中都在想：「你是誰？我在哪？媽媽可不可以帶我回家，這個叔叔很怪。」現在回想，那時候我一邊不停跟她爸爸媽媽聊天，另一邊卻時時刻刻看著她，連我也覺得自己是一個怪叔叔，希望沒有嚇壞她。雖然這個聚會只有短短的兩、三個鐘頭，但真的很感恩，很感謝琪琪爸爸媽媽，願意見我這個來自香港的陌生人，謝謝他們給我一次機會遇到自己的「同鄉」。

協助是主動或是被動？

回香港之後，一直在想我從小到大都沒有想過為「斑點星球人」這個身分做些什麼，但自從遇見琪琪之後，感覺是不是應該要為自己的族群做些什麼，好讓她未來要走的路可以更平坦、更順，走得更遠。正當我在想要做些什麼的時候，突然收到琪琪爸說他已拉了一個大群組，裡面都是「同鄉」，有什麼生活上的經驗都可以在裡面分享，還有他正在安排一個斑點星球人的聚會，希望到時候大家可以見見面之外，也邀請一些醫生、社工師等，給我們一點生活上面的建議等。

天啊，我在香港長大，從來都沒有醫生很詳細跟我說到底我身體是什麼狀況，每次回診只會問：「你有沒有定期幫自己拍照？」（別誤會，不是自拍貼文那些自拍啦！）看看自己身體的狀況有什麼變化，因為每一次回診至少相隔三、四個月，然後每次見醫生都只有三、四分鐘左右，醫生根本沒有空去觀察你的變化，你不幫醫生觀察自己，醫生根本幫不了你。我試過和香港醫生反應，說我皮膚底下的神經長期都在痛，很多時候都會痛醒，有什麼方法可以減少一點痛楚之類的，醫生的反應都是很淡然地說我痛是很正常，改變不了，然後就問我還有什麼疑問，反正對他們來說，痛是很正常，那麼正常所以也不用特意去解釋給你聽原因。如果我說了我身體的變化，醫生就會叫我去切一些組織出來看看是不是惡性，如果化驗的結果是惡性的話，就再排期把整個癌細胞切掉，由發現到做手術可能要等六個月、甚至超過一年，在香港的狀況來說這很正常，因為醫療資源長期短缺，所以也不要怪香港醫生看症一個只看三、四分鐘，他們那麼有效率只是想盡快把所有病人都照顧到而已，並不是他們對病人漠不關心。

還有，來自斑點星球的人在香港真的太少，所以香港醫療系統也不會特別為我們這一群人增加什麼醫療資源，明明我們所患的病比較罕見，但我們也沒有被列為罕見疾病患者，還是和正常的普通人一樣看待，明明我們因為長滿黑色素痣的外表，每一天都遭受很多不同程度的歧視，但香港的社會局，相關的社福機構好像都沒有注意到我們的存在，更不用說會為我們提供什麼心理諮詢。當然，可能是因為寫過《我的遺書》，也幫自己辦過生前告別式，相對上我比較幸運，定期受到大大小小的媒體關注，雖然在日常的生活上我還是會遇到很多歧視，不過起碼也會遇到一些很親切的陌生人會走過來說加油等，但其他沒有在媒體曝光的斑點星球人呢？明明香港政府都知道他們的存在，就是因為他們沒有主動在媒體下曝光就不配得到關注和照顧嗎？如果每一個有需要得到協助的人都要靠自己爭取曝光，才有可能得到相關協助的話，那其實還需要有社會局的存在嗎？再者，身心障礙症患者本來身體或心靈都已經有不同程度的障礙，為什麼你又會覺得他們總會有能力和社會反應他們想要得到協助的需求呢？

斑點星球人首次聚會

自從琪琪爸爸在 Line 開了一個群組之後，發現原來在台灣的斑點星球人比想像中還多很多，而且什麼年紀都有，我們除了彼此分享一下自己的身體狀況之外，其實我們對治療還有護理方面的資訊比較貧乏，所以琪琪爸很快就安排了第一次斑點星球人聚會，讓北中南部的大家聚在一起，互相認識一下，對於我們來說真的是難能可貴，就算在 Line 群裡找到同溫層，也比不上親身見到大家、擁抱大家那麼溫暖。可能是因為大家在 Line 群裡已經認識，雖然當天都是第一次見面，但完全沒有陌生的感覺；相反地，真的很像尋回失散多年的家人，有一點陌生，但又知道我們都是一家人的感覺。還沒跟他們見面之前，我還以為他們皮膚的質感都和我一樣，比較像樹皮，厚厚實實且硬硬的，隨便抓抓都會有一顆一顆的樹皮掉下來，但原來完全不是。每個人皮膚的質感都不一樣，厚度、順滑度都不太一樣，有些如果你閉上眼睛摸摸看，你根本不會知道他們是有黑色素痣。我還記得當天讓我超感動的一個畫面，就是看到一堆小朋友，不管有沒有黑色素痣，都很開心地跑來跑去玩在一起，偶然會看到他們互相摸摸對方的皮膚，然後覺得沒什麼又繼續玩在一起，我想這個就是我們最期待的畫面。我們確實與眾不同，有人用好奇的眼光看待我們是很正常的，但理解過後其實也會發現我們不會傳染，也不會危害到別人，就可以如常交往了，不必再糾纏我們是不正常，我們是異類。我常常說如果我們這樣的外表，對於你們來說是一個缺點，那就算我們這樣的外表真的是一個缺點，但我們這個缺點對你們正常人來說是無害的。當然，到最後要不要跟我們交朋友，要不要跟我們一起玩是你們的選擇，同樣，我們也有這個選擇的權利。

這次聚會除了讓大家見見面之外，琪琪爸爸還請到一些專科醫生、社工師、NGO工作者等，分享一下我們在地球上生活要注意的一些事項。說真的，我很感謝琪琪爸爸能夠邀請到他們來，因為不是他們的話，我有可能永遠不會知道自己身體的實際狀況，因為在前面我也有提到在香港看醫生，根本沒有什麼時間多問醫生一句自己的狀況，所以要不是這一次聚會，我不會知道原來我這個狀況的醫學名稱是「巨型先天性黑色素痣」，是因為在胚胎形成的過程中，在懷孕六到二十四週間，神經外胚層細胞發生變異，引致其中兩條基因產生致病突變，使黑色素細胞在出生前就開始不受控制地生長及分裂，發展為「巨型先天性黑免素痣」。還有就算是「巨型先天性黑色素痣」，也有再分G1到G3等級，G1是黑色素痣的直徑是二十一至三十公分，Ｇ３是四十公分以上，怪不得以前在香港都會看到醫生寫什麼ＧＧ，以前還以為醫生走得那麼前。

除了醫生很細心地解說我們可能遇到的狀況之外，也有ＮＧＯ工作者和我們說除了注意身體狀況之外，心理狀況也應該常常關注一下，因為有高達三成的患者會出現憂鬱、焦慮、低自尊等情緒困擾及社交障礙等，有些會出現行為問題。這些都是以前在香港，不管我在學校或在醫院等我都從來都沒有聽過的。小時候有看過中醫，他解釋過我比較容易煩躁的原因，可能是因為我有一半的皮膚沒有汗腺，排不出汗，虛火在體內燜燒，所以情緒比較容易波動。現在回想，我小時候比一般小朋友更容易煩躁不安，很容易發脾氣，以前我還以為我的性格只是我爸遺傳給我，因為我爸的性格也很火爆，就算我在國中時被社工師說我有躁鬱症狀，但他們都把我的皮膚病切割開，說我心理有狀況最大的原因是我有學業壓力，和我黑色素痣的外表沒有關係。

這次聚會，我真心覺得在台灣生活很幸福，雖然對台灣這一次參與的醫生和其他ＮＧＯ工作者來說也是第一次接觸到我們這一群人，不管是他們、不管是我們自己、不管是琪琪爸爸，大家都缺乏相關服務經驗，但他們真的很用心去嘗試了解我們的狀況，也很願意聆聽我們的故事，即使不能夠馬上治療我們的病，但至少願意踏出第一步去關心我們的身心健康，也給照顧者一個信心和安慰，他們照顧我們有多辛苦，也一定會有人在他們旁邊，想辦法減少他們的負擔。

這一趟斑點星球人的聚會，讓我這一個活在香港的外星人也想要搬來台灣，跟他們一起生活。還記得聚會差不多要結束時，有一位也是巨型黑色素痣孩子的爸爸走過來跟我說，人不管是地球人或是外星人，大家都想在一個能得到關心，得到愛的地方生活，如果你覺得台灣是這個地方的話，搬過來吧，台灣歡迎你。你以為已經夠感動了嗎？當你準備好想哭的時候，有另一位自己也是有巨型黑色素痣的伯伯走過來說，他在台北木柵開了一家麵包店，如果我在台灣沒有東西吃的話就去店裡找他，他會保證我三餐不休。到底為什麼台灣人那麼多愛，那麼多的人情味，到底台灣人的愛是從哪裡來的？這次聚會後我真的更喜歡台灣，我也跟自己說，如果台灣需要我，覺得我有什麼地方可以幫忙的話，提早兩個鐘頭跟我說就可以，因為香港飛過來台灣，就算 delay 也不會超兩個小時，我就可以到台灣了。當然如果是高雄的話，我一個鐘頭就到，比去台北更快到達。

喪 list

如果有人問人生裡最不可或缺的身外之物是什麼，除了水跟食物之外，我一定會選音樂。坂本龍一在他的自傳裡說過一句話：「心中只要有旋律，音樂會使人自由。」對我而言，音樂不但使人自由，音樂甚至可以使人得永生。音樂有多重要？從我們生活中就知道：不管你正在熱戀或剛剛失戀，或是面對生離死別，都總有好幾首音樂能夠替你講出心底話。就算你突然需要去百貨公司找洗手間，除了電燈、冷氣、衛生紙之外，百貨公司連音樂都為你準備好，讓你方便一下，也放鬆一下。

當我幫助末期病患或老人家辦他們的生前告別式時，也一定會問他們想要有音樂的部分嗎？有哪些歌能代表你自己的人生，又有哪些歌是可以讓你憑歌寄意，透過歌曲去安慰你的至親摯友呢？當然我自己也不例外，早在為自己辦生前葬禮的時候已經把我「喪 list」（喪禮的 song list）的歌單都選好。不過，這十年很幸運地認識到不同的音樂人，有香港的也有台灣的，有玩樂團的也有做獨立音樂的，當中有些音樂朋友更寫歌送給我，看來我的「喪

list」也應該要更新一下。

以下三首歌，分別描繪了我人生不同的面向，有樂觀的，也有不認命的；有彩色的，也有暗黑色的；有溫柔的，也有強悍的。每一面都是他們眼中的我，每一面也是我的一部分。

我常常說，我這個人真的很幸運，也很幸福，常常都得到滿滿的愛。我這輩子都沒想過自己的人生能夠成為別人創作的靈感或題材，所以每一次聽這三首歌都特別觸動。我也希望有一天，只有我們忠於自己，活出自己，每一個人都會有屬於自己的主題曲。

〈陽光先生〉- Ever

他 每分每刻 看到曙光
永不怨天 從病床復原獲得生死的答案
不等氣力耗光
掌握到手 誰亦能逆流地對抗
無懼時間 無懼前景 印證一生可發光
全情投入誓要過精彩與燦爛半生

何時遇著患難發奮 如常祈求夢幻發生

他 天生分配得頑疾和病痛
別看他 先天不足 他有美滿天空
他 爭取真理 熱情完全示眾
上帝某天 或會帶走 陽光先生的寫照以春風放送

不需怨運氣差 人類成功全賴能逆流地進化
能量無價 前面攔阻 仍能親手擊退它
全情投入誓要過精彩與燦爛半生
何時遇著患難發奮 如常祈求夢幻發生

他 天生分配得頑疾和病痛
別看他 先天不足 他有美滿天空

（他 剛剛分配得頑疾和病痛
別看他 多麼可惜 他有美滿天空）
他 爭取真理 熱情完全示眾
上帝某天 或會帶走 但你看他
大情大性怎形容 他不怕痛
路途上各種跌碰 陽光先生的寫照以春風放送

他 只想揭開 璀璨的領空
路 總需要走 命途在手中
只得把優點掩蓋缺點 何以說命中
全是靠性格 得失裡 所選的比重

他改變的可會懂？

〈墨子〉- Kolor

天生充滿豹點 誰亦會害怕 我一身的缺點
彷彿斑馬靈現 人是靠視覺 去分黨像檢驗
見證虛構人面 言惑與目染 似斑點般浮現
蝙蝠不會看天 全賴有直覺 更加懂得分辨
天要給我給我一個黑暗絕症 一削一割的棄嬰
但我一反混沌 地獄亦仙境
誰能主宰 你的生死
別要追悔 跟昨天怨半句對不起
強風吹你 迎面 不要避
如像戰艦國旗 自立在天地
一出生已判死 其實我自幼 已經不需逃避
輕生的你太悲 其實你就算吃苦 份量輕微
一個心碎一個家散 燒過木炭 死去不會急轉彎

人世幾多資產 乏術亦不返
誰能主宰 你的生死
別要追悔 跟昨天怨半句對不起
強風吹你 迎面 不要避
如像戰艦國旗 自立在天地
你是你
不會輕信一句定生死
勝與敗彷彿升降機
吸氣呼氣經已是專利
誰能主宰 你的生死
別要追悔 跟昨天怨半句對不起
人生充滿了不起
人在世像遠航 自活自天地
誰人主宰 我也歡喜

別要追悔 跟昨天怨半句對不起
強風吹你 迎面 不要避
人活過像潑墨 自在自天地
你是你
你是你

〈黑子〉- **克里夫**
明亮透澈的眼睛
異常炙熱的身體
黑暗中徐徐而行
看不見一絲猶豫
按部就班的遊戲
都只是文明的陷阱
才發現靈魂慢慢消失殆盡

於是明白我們必須愛自己
珍惜所擁有的事情
我們能否溫柔而堅定
擁抱死亡的恐懼
親愛的別哭泣
時間無法扭曲我的思緒
找尋存在的意義 不斷延續
I have not winced nor cried aloud. You shall find me, unafraid.
How strait the gate, but I'm the master of my fate. I am the captain of my soul.

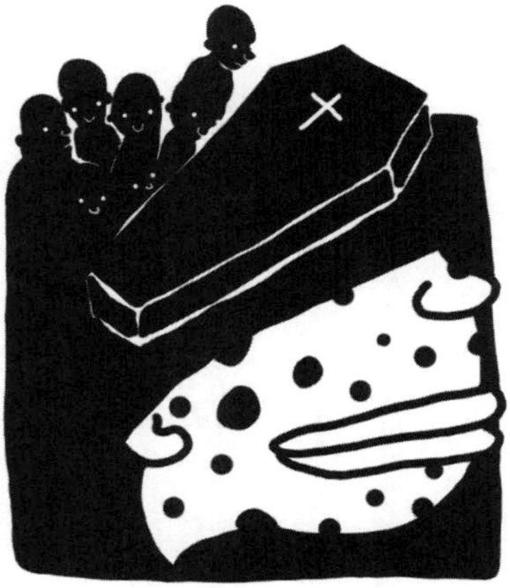

第六章

一個人等死，
不如陪伴他人
迎接死亡。

成立「死嘢 SAY YEAH」慈善機構

香港在二〇一五年九月開學前偶有學生自殺的新聞，二〇一五到二〇一六學期裡有至少四十位學生自殺，當中最高峰時是在二〇一六年三月，九天內有六位學生自殺，震驚了香港社會，香港政府成立防止學生自殺委員會，並推行「不自殺契約」，要學生簽署承諾不會自殺證明書，這舉動瞬間又成為了國際新聞，但並沒有把自殺潮壓下來。

常常被學校稱為「生死教育導師」的我真的很羞愧，自問已經常常去學校分享生死價值觀，但學生自殺人數並沒有減少，我問自己，到底是我沒有用幫不了他們，還是需求真的太龐大？自責過後我就很認真去了解社會上幫學生做生涯規劃的、做生命教育的、做自殺輔導的、做防止自殺工作等自願組織，到底是在用什麼方法去服務有自殺念頭的年輕群體。我也曾經嘗試冒昧聯絡一些非營利團體、並嘗試提供一些自己的建議，收到的回覆當然跟預期一樣不得要領，因為我不是社會認可的專業人士，我不是社工師，也不是諮商心理師，也不是輔導老師，反正我什麼都不是，不管他們覺得我的建議是多有建設性，但對於社會上普遍的價值觀而言，我提出的意見或建議都沒有基礎讓他們接納。

雖然被他們拒之門外是意料之中，但難免也會有一點點失望和失落。我去和他們溝通並不是要他們改變，也不是要他們承認錯誤，我只是跟他們說是否有機會在現在提供的服務之外，可以再額外增加資源推行一些新的計畫？從頭到尾我不是覺得現有的服務不好，但我們不得不承認的是，現有的服務沒有順利把這一陣自殺潮的學生從死神那邊拉回來，現在只有三個可能性：一是現有服務接觸不到那些學生，二是學生知道但沒有使用，三是現有服務不周。對我而言，可能有第四、第五個可能性，但現在當下最重要的除了自我檢討之外，會不會有其他方案可以試試看，連政府都推什麼承諾不自殺聲明書就知道現在不管方法有沒有用都可以推推看，不一定有成效，但不想坐以待斃。

被不少社會團體「勸退」後，我對自己的信念沒有絲毫動搖，我還是相信自己的方法是對學生有幫助的，但以我個人的力量真的很有限，雖然幫到一個就幫一個，但也想再試試看是不是可以招募一些志同道合者，可以一起編織多一個安全網，就算我們沒有順利把他們接住，至少我們可以成為一個緩衝區，也可以幫他們減少下墜的衝擊力，希望藉此可以減少學生死亡的風險。

既然沒有組織接納我的意見，那我就乾脆自己成立一個全新的協會，然後再看看有沒有志同道合的人加盟，一起透過這些不被社會專業人士或專業機構認可的方法嘗試去改變社會的死亡文化，讓學生有多一種方法，有多一個新的價值觀去接觸死亡，從而了解自身的需要，認真看待自己的死亡。

本來我以為成立一個 NGO 不太難，以為兩、三個月就可以搞定，想不到有很多手續需要辦，又要過很多行政機關才可以立案，最後花了差不多一年才順利成立。

「死嘢 SAY YEAH」是協會的名稱，「死嘢」的「嘢」是粵語，基本解釋是「東西」的意思，「死嘢」這兩個字一般用來罵人，「你呢個死嘢」就是「你這個死東西」。「死嘢 SAY YEAH」的意思就是想讓服務對象透過認識不同的死東西好讓自己 SAY 一個 YEAH，希望可以讓自己沒有遺憾。我們這個協會的定位是想透過流行文化去改變死亡文化，我們會辦多種和流行文化有密切關係的活動，例如音樂會、藝術展覽、死亡圖書館、舞台劇等一般大眾都比較容易接觸到的媒介，去跟他們交流對死亡不同的想法。另外，當然我們也會去學校裡辦一些死亡教育的講座和工作坊；去醫院或是安養院為快要走到生命盡頭的人預先安排他們的身後事，甚至為他們辦生前葬等。我們也有輔導服務，但服務對象是想要結束生命的人，如果你只是心情不好，想找人聊聊天抒發情緒，從而減少想要自殺的風險的話，那可能找別的服務中心比較合適。看似很絕情，但其實我們想把「死嘢」的定位定得分明一點，因為我們相信，只要每一個志願服務的定位清晰一點，那就可以避免資源重疊，服務對象也可以更容易找到他們想要的服務。

舉個例子好了，你想解決情緒問題，坊間志願單位可以提供相關服務，不用找「死嘢」；你想死，想自殺，想結束生命，不管背後是什麼原因，「死嘢」的門隨時為你打開。

最好的日子 最壞的日子

有一天，「死野」收到一位正在讀大學的女生的訊息，說她很認同「死野」這個協會的價值觀，本來想說暑假旅行結束後就想找找「死野」，想來「死野」這邊當志工，當小幫手。世事無常，旅遊期間她突然半身動彈不得，經診斷後證實是腦癌，本來是想過來協會當志工，沒想到最後變成當協會的求助者。

當我看到這個訊息時，很自然地馬上就把它分類為「不符合服務範圍」，因為她是想求生，不是想求死的，但我也很禮貌和她說「死野」的服務宗旨和服務範圍，怎料她說她除了求生，大概也知道自己不太樂觀，所以也想幫自己預備一下身後安排，希望離開時沒有遺憾，不想為家人增添太多麻煩。

老實說，我自己當然知道罹癌的痛苦，生死之間，我們往哪個方向停擺也不是我們可以說了算，我們當然會拼命求生，但同時也要為死亡做準備，末期病患要顧的事情真的很多，有時候都很疑惑到底我們是應該靜待死神來臨，或是努力想盡辦法延長壽命。不管是靠哪一邊，也不是我們心甘情願。

「按照慣例，幫助癌症病患尋求最佳的治療方法並不是我們協會服務的範圍，但我自己心裡很焦慮，她本來是想來我們協會當志工的，她本來是想要來減輕我們協會的負擔，現在只是突如其來得了癌症才耽誤她想要來幫忙的夢想，如果我先幫她解決目前的問題，說不定她康復之後會更盡心盡力幫助有需要的人，怎樣算起來都是一件很棒的事情啊。」面對那麼年輕的末期病患，平常鐵板一塊的我心裡難免有一點傷感，我一邊掙扎是不是應該把她納入為我們的服務對象，一邊不斷說服自己，當面對有人跟你求助的時候，是否不是我的服務對象，我就可以光明正大地見死不救，直接請她另謀出路。說真的，我做不到，於是我直接約她出來見個面，我見面才知道原來她找我時，已經是第三次復發。

她第一次發現罹癌是她十五歲，在讀國中三年級的那一年，有一天發現大腿有不明的硬塊，檢查後才發現是「肌肉瘤」——罕見的惡性腫瘤，差一點就需要把整條腿切掉。而這次是她六年來第三次復發，癌細胞已經從大腿轉移到肺部，從肺部又轉移到腦，醫生說如果能夠接受免疫治療可能還有一點可以控制的機會，不然可能就要有心理準備。所以她就找我們一邊想辦法求生，同時也在為往生做準備。

老實說，我不是一個很會幫助別人延長生命的人，我自己本身也很怕別人很盡力想辦法幫我延長生命，我覺得如果生命沒有生命力，生命再長也沒什麼意思。但，在我面前這位小女生，從她的眼睛看到她對生命的渴望，但她從容面對死神的態度，她求的不是盲目延長生命，她求的只是想要爭取時間盡力去看看有沒有改變的機會，能不能夠如願她都會感恩。

我問她在這一段最後的日子裡有什麼想做的，我都可以協助她完成。

「偉霖，我不想死。雖然我比其他一出生就是末期病患的人已經幸運得多，但如果可以的話，我也想陪陪媽媽，陪陪爸爸，還有我哥哥現在出國還沒回來，我想和他們多相處一點，所以如果可以的話，我想試試申請《蘋果日報》的慈善基金，希望有人會憐憫我，再讓我有機會去接受免疫治療，讓我的生命再延長一點點，一點點就好。如果我的生命可以延長多一點點，那我也可以去你協會當志工呀，是不是很棒呢？」就這樣我本來只是一個協會裡的助人工作者，慢慢就變了她的私人助理，再成為她的經紀人。還好我不是那些被世界專業、社會道德綁架的社工，不然又不知道我會違反了哪一條專業守則。

很幸運，《蘋果日報》報導她的故事之後，很多社會人士表示願意贊助她的免疫治療費用，其中一個剛好是我認識的朋友，這位朋友表示可以承擔她終身所有醫護開銷，包括，醫藥、手術、檢查、看診的費用等，希望她不會再因為醫療費用而煩惱，希望她可以好好地去過一般年輕人的生活。說真的，我當下聽到我朋友這樣說，除了懷疑他是不是天使派來的使者之外，我心裡想說我也是個末期癌症患者呀，要不要也贊助我一點點，不用終身私立醫療費用那麼昂貴，贊助終身免費看電影也很爽歪歪對不對（我是認真的唷），當然我這位很像天使的朋友直接拒絕我，他開玩笑說年輕人是我們的未來，我們是他們的過去，人應該要向前看，把資源用在我們的未來比較恰當（他突然社運家上身，我也不好意思再跟他要啦，好啦，我也有自尊的好嗎）。

找到醫療贊助了，我又再問她除了醫療費用之外，還有什麼心願嗎？還有什麼夢想嗎？我都可以幫她盡力實現。她說第三次復發之前，除了想來協會當志工之外，也希望可以寫一本書，因為她很愛文字、也很愛寫作。我聽到之後心裡和自己說了一聲，「耶！我終於有用了！我不是醫生我沒資格幫她醫病，我沒有錢我沒能力幫她負擔醫療費用，不過！她現在說想要寫書呀！有關文化產業的東西終於是我的範疇了！我終於有一樣東西可以幫到她了！」幫她挑了幾間出版社讓她看看哪一間比較有興趣，然後我就當她的小幫手，和她心儀的出版社聊一下出版的細節，畢竟她是病人（但其實我也是癌友呀），我可以幫忙的地方就交給我就好，她可以專注休息、治療、寫作就好，其他的都等我來就好。

有好一陣子，她活得和一個普通病人一樣，除了治療之外，就是寫作，把自己罹癌的經驗和讀者分享，但肌肉癌轉移到腦部，不是一個很容易處理、很容易康復的事情，就算得到這位像天使一樣的朋友全力支持，醫生也不敢說這位小女生可以完全康復，如果能夠有效避免她的癌再擴散，已可算是奇蹟，但奇蹟不一定會降臨，即使你有多渴望。她接受治療幾個月後，有天她媽媽突然打電話給我爆哭，說小女生突然變成另外一個人，她突然做了很多很奇怪的事情，譬如說她突然跑進學校裡說要當老師；突然刷了好幾萬新台幣去買文具，說要送給貧窮學生；然後又突然買了一份很昂貴的禮物送給媽媽，說要報答媽媽養育之恩。這一切看起來很可愛、很窩心的行為其實非常不正常，譬如說她知道家裡不是什麼富貴人家，用每一分錢都要精打細算，不然根本不需要去找醫療的贊助費用，所以她又怎麼會突然很豪爽去刷好幾萬呢。

當我知道時馬上帶她回診，做做腦掃描，看看她腦部裡的癌細胞是不是出了什麼狀況。經過醫生檢查之後，發現她的腦癌確實長大了一點點，也剛好壓住一些神經線，那一點點就把她整個人生都反轉過來，因為她失去了部分腦部功能，讓她暫時喪失一些認知，也因為這樣她變得更直率，想到什麼就做什麼，「後果」這兩個字暫時從她的世界刪掉。

看到她這樣，當然我很擔心，但同時覺得她也太可愛。一般人聽到的什麼精神錯亂，也就是會把內心的獸性大爆發，可能會攻擊別人等極具危險性。但她呢？她的精神錯亂，好像只是讓她去買文具送給學生；毫不猶豫買了一份超級昂貴禮物，但是用來送給媽媽而已；最離譜的一次，也只是走進學校裡詢問怎樣可以當老師而已。她的行為反映她內心是一個存好心，很單純和善良的人。有時候我也會想，如果是我有腦癌也剛好壓著神經線的話，我真的不敢去想像我會做出什麼瘋狂的事，我當然相信人性本善，但我們也不可以否認惡的存在，所以我更好奇到底為什麼這位小女孩做出所謂「惡」的事也只是這些事情，到底她的內心是有多善良，又為什麼這些那麼善良的人需要經歷這些，到底上天還覺得她有哪裡不夠好，還有什麼地方需要改善。

醫生說，她現在的情況不太樂觀，如果沒有把癌細胞壓住，有可能之後會影響她活動能力甚至性命，但因為癌細胞已經壓住腦神經，醫生說唯一的方法就是用X光刀立體定位放射手術（X-knife）希望可以把癌細胞縮小，如果有效的話，她的感知就可以完全回復，雖然沒辦法把腫瘤切除，但至少可以限制它再擴散。

很幸運的是，做完X光刀之後她的感知可以慢慢回復，但隨即而來的是她的自責和愧疚，她看到自己信用卡的帳單等曾經瘋狂的事覺得非常丟臉，然後很認真地懷疑人生，到底她自己未來是不是只是一個增加家人負擔的包袱，如果是這樣，那或許不應該努力去尋找治療的方法，她知道自己明明是一個很幸福和幸運的人，為什麼自己那麼不爭氣，如果腦癌繼續這樣發展下去，繼續增大，繼續擴散但又控制不了的話，那是不是趁現在自己還可以控制時，把所有東西都先停下來，包括治療、寫作，甚至自己的人生。

她有好一陣子把自己關在家裡，不回任何訊息也不見任何人，包括我。

她媽媽幾乎每一天都會和我說她的狀況，她知道之後就會發媽媽脾氣，我也忍不住傳了一句話給她：「妳記得妳第一次找我是什麼時候嗎？妳還記得妳跟我說什麼嗎？如果妳現在不需要我幫忙的話，直接跟我說就好。」那時候我在想，有些事情真的迫不了，看到她這樣我也很難過，雖然我們認識的日子沒有很久，但因為常常見面，她有什麼大小事都會找我，她媽媽也把我當家人般的看待，常常邀請我去她們家吃飯，過年時也會邀請我去拜年，根本和家人沒兩樣，所以她沒有回我訊息時我有點生氣，剛剛那句話是我生氣的時候傳給她的，當然我也要自我反省我是不是應該多一點耐性去體諒她的狀況。

沒隔多久，她終於回我訊息，我和她說先不要怪自己，就把剛剛過去好像喝醉的經歷當作另外一個人就好，我們可以先稱她為「喝醉的 Vivian」，Vivian 之所以出現就是因為那顆腫瘤壓住妳的神經線，要怪就怪 Vivian 就好，根本不到妳控制，還有 Vivian 其實也沒有做什麼很誇張的事，頂多也是買禮物送給媽媽而已，真的不用太怪責自己，妳的本性是完全沒什麼問題，「喝醉」都想著媽媽，「喝醉」都還在想辦法幫貧窮的小朋友，到底有什麼好怪責自己。不過，不管別人怎樣說，有什麼建議，最後也是回到自己的本身才能夠解決問題，她在網上找了好一陣子，很想要查到她自己到底是發生什麼事，先後問過朋友、看過醫生，最後就把這個「喝醉的 Vivian」永遠安放在「躁鬱症」裡面，然後就收拾心情，重回到桌上完成她第一本書。

又大概過了半年，她的書終於出版了，我依舊陪著她面對所有的新事物，但我和她也有好一陣子沒見面，在她的新書發表會看到她，發現她長大了，成熟了一點點，而且精神看起來還不錯，我知道癌症沒有好轉，但也沒什麼惡化或擴散。對於末期癌症病人來說，沒有消息就是好消息，我們都不敢去妄想自己等到康復的那一天，但我們都可以幻想過好自己的每一天。她新書發表會之後，我們各自慢慢意識到差不多了，是時候回到自己的人生裡，我們沒有很常見面，但不代表我們從此不相往來，但見面仍然感情依舊，她有什麼需要幫忙的地方我也是會馬上出現，陪著她安然渡過恐懼、不知的未來。

過客

不管你是心理師、社工、志工也好，當助人工作者的有時候都會問：助人工作者應該要和服務對象保持適當的距離嗎？那應該要保持多遠？怎樣才算適當？助人工作者真的有下班的時候嗎？下班不接案子，不接受求助就代表遵守專業守則了嗎？助人工作者與服務對象的界線應該怎樣去抓？

以我為例好了，我這十年所做的助人工作，如果我是有專業證照的話應該早就被取消了，如果我是某些大型機構裡的社工師的話，我也應該好快就被辭退。

我知道助人工作者基本上有兩個目標：避免引起心理或生理問題，協助改善受助者的身心功能；助人工作者的策略也大概是諮商、個管、倡導、預防服務、危機介入。這些我都大概了解。

有人覺得助人工作者只是一份工作，即使再多抱負，也不能把工作帶回家。而且助人工作者常常吸收很多負面情緒，也需要時間去消化，所以盡可能工作時工作，休息時休息，要把工作跟個人時間完全分開才能夠維持生活平衡。

這些說法我同意，但又不太同意。

我同意工作就是工作，休息就是要好好休息，我也理解就算急診室醫生也不會永遠連續二十四小時待命，時時刻刻在想如何拯救生命。但我有不同的看法。說真的，我從來不會用「工作」來形容我在做的事，因為第一如果我覺得是「工作」的話，我一定會先看看這份工作可以有什麼等價交換，畢竟是工作，工作不是為了錢、為了同等價值的話，那直接去當志工就好了，不然就跟很多打工仔一樣一直哭夭薪水低。

助人工作者當然可以當助人工作是一個工作，這是正常不過的事情，我也很尊重每一個人的看法和選擇，我無意去詆毀這個或挑戰這個持之以恆的社會制度。可惜的是，不管社會上的支援已經有多寬闊，但往往總是供不應求，社會上還有很多不同程度需要幫助的人仍然求助無門，所以社會才有志工的出現，不計成本、不求回報主動，去幫助有需要的人，不過即使有志之士，也需要在不影響他們原有的生活，等他們有空餘時間才可以填補這些需求。

不管是專業的助人工作者或是想貢獻社會的志工，對受助者來說都是非常珍貴和珍惜的求助對象，也非常感謝他們的付出。不過，如果你有生病的經驗，不管是生理或心理都好，當你發病的時候，不是每一次都可以找到本來跟進你個案的醫生或社工師，有時候也迫不得已需要其他助人工作者代為跟進，如果你是因為生理關係還好，就算突然換了一個素未謀面的醫生跟進你的個案你也不會太介意，因為你相信社會上生產生理醫生的那一套醫療系統，就算每個醫生可能有不同的態度，但他們的專業判斷應該也是不會差到哪裡去。

不過對於需要心理治療的求助者就不一樣。不管你心理有沒有病，你都會覺得，把心理敞開給醫生，比身體交給醫生剷開難得多，更何況他們。受助者和助人工作者很多時候都需要建立長久而穩定的信任，才有機會讓助人工作者知道痛處的根源，這些根源不是你做一個X光或電腦掃描檢查就會看得到。

但助人工作者或志工待命的時間是有限的，不一定常常能夠滿足受助者的需求，那怎麼辦？這個時候家人就需要暫時擔當這個角色，不過很多家人都沒太多經驗去處理這些狀況，甚至家人作為陪伴者已經有一段很長時間，有時候家人本身也可能需要尋找幫助。

我知道凡事都不可能盡善盡美，我們都只是盡力而為。不過看到明明還有很多方法，即使那些方法不被看好或認同，但如果真的有機會可以幫到人呢？就算只是幫到一個人就好，都已經相當不錯啦，對不對？為什麼一定要研發一些對大部分人都有用的方法才可以被採納？每一條人命都是生命，不是嗎？如果可以幫到一個人，那其家人都可能因此減輕負擔，對嗎？

但，我知道我不是專業人士，不可以自己開個什麼心理諮詢服務，自誇可以提供什麼專業治療；我也不會去現有服務團體去當志工，因為我想服務的對象本來就不會使用現有的服務。所以我最後才想要成立一個協會，希望我可以為社會編織多一層保護網。

我成立這個協會，對於受助者來說，主要是一個陪伴的角色，亦可以把我們當作期間限定的個人助理、祕書、管家、經紀人等，這些角色的共通點是二十四小時待機，只要你想，我可以隨時為你提供建議和意見，也可以任勞任怨；你不想，我可以馬上閉嘴，甚至消失。你哭我陪你，直至再次在你臉上看到笑容。

「你需要，我出現。」這不是口號，這是我的承諾。

這十年很多人都說我是一個助人工作者，但更多受助者體驗過我的服務後，已經把我當成他家人般的看待，當然我這位「家人」也是期間限定。

我試過很多特別的協助經驗：我曾經試過為一位熱愛咖啡的末期病患在全球最大的連鎖咖啡店裡辦生前告別式，除了用誠意打動咖啡店的分區經理，可以讓我們舉辦之外，每一位來賓手上拿著的馬克杯都是這位末期病患以前去世界各地的「巴巴克」咖啡店買的收藏品，我也答應他，他離開之後，我會把他的骨灰和咖啡粉一起安葬。

又，曾經在過年時，有一位想自殺的人找我求助，他說過年一個人很孤獨，我跟他說我正在酒吧裡打麻將，問他要不要過來一起發一個新年財，有點憂鬱的他拒絕了我的建議，但我一邊打麻將、一邊陪他聊天，一心二用，聊到他睏。他一邊想睡、一邊鼓勵我，希望我可以把上一局輸的錢贏回來，因為我答應他，如果我贏了，我一定會請他吃飯，我聽到他的打呼聲才結束對話，很可惜我最後輸很多沒辦法請他吃飯，他放棄了自殺念頭之後，我鼓勵他去學學打麻將，找一個寄託之餘，也可以提升自我價值，甚至可以賺到一點點零用錢。

還有一位老爺爺，他生前從電視節目上知道我們協會會幫老人家完成遺願，可惜我們協會的資源不夠沒辦法承擔電話費，一般只能夠透過網路和受助者互動，所以他就拜託鄰居的兒子找我們。老人家和我們說他剛出社會工作時曾經暗戀一位比林青霞小姐更漂亮的女生，但紅顏薄命，三十歲不到就車禍身亡。老人家雖然曾經有過一段婚姻，但現在前妻已經改嫁，兒子也長大移民到國外，沒什麼聯絡，剩下他一個人在養老院靜候死神降臨，唯一直對她念念不忘。他想在自己離世之前可以再一次到她的墓地拜祭，也想拜託我們可以把他的骨灰拿一點點撒在她的墓碑附近，雖然生前沒有機會相識，但希望死後能跟她長相廝守。

正當他以為我會答應他完成遺願時，我忍不住問他：「你認定她想要永遠跟你在一起嗎？她根本不認識你耶，我知道你不想有遺憾，但沒有徵求她的同意就這樣做的話，是不是不太禮貌呢，缺乏對她的尊重，也還算是愛嗎？如果你死掉之後，又出現一位男生說他其實也很迷戀你，拜託我把他的骨灰塞進你的骨灰罈裡那怎麼辦，你也會支持我這樣做嗎？」老人家很生氣，但沒有回我一句話。我也想幫他完成心願，但前提是不管什麼心願，如果損人不利己的話，我愛莫能助。

過了一個禮拜，我再去安養院找他，他的氣還沒消，我跟他說我想到一個辦法，不如先寫一封情書放在她的墳前，既可以表明愛意，又可以看看她的反應，如果她收到你的心意之後想跟你有進一步關係的話，我相信她會託夢給你，到時你再跟我說，我會按照你的心願把你的骨灰撒在她附近。但如果她沒有回你的話，你也不用傷心，有時候刻骨銘心的愛情不在於擁有，而是在於付出。從今天開始，你可以常常到她的墓前跟她聊聊天，分享你過去幾十年的點點滴滴，講一下你為什麼當初不敢去認識她，但又哪來的膽識跟你前妻提親等。偶然也可以幫她的墳墓除除雜草，讓她在天之靈看到你的付出，你的心意。把妹這回事，需要耐性，即使你命不久矣。

老人家聽罷之後，就只是問了一句：「那我這封情書，寫完應該把它燒掉？不然她怎樣收得到？」我和他說不管你是相信天主或是輪迴，放在墓前也好，燒掉也好，你知道的是，就算今生沒有機會跟她在一起，但往生後你們一定會相見，不用急在一時，愛會超越時間，愛會戰勝一切。最重要的是，你要好好活著，也要好好去面對死亡，讓她知道在你的愛裡沒有懼怕。最後他沒有寫情書，因為他不懂寫字，不過我送他一台錄音機，一邊記錄他的生活事蹟，一邊讓他盡情表達愛意。在他離世後，我把記錄他生平的錄音帶交給他的兒子，也把他的愛意放在他暗戀對象的墳前。

以上只是幾個例子讓你知道「死嘢 SAY YEAH」的運作態度和方式，跟一般社會上的助人工作的機構有多不一樣。我們不是標奇立異，只是想要在社會上現有的服務以外，在灰色地帶裡探索更多助人方法，希望可以創造多一些機會照顧到更多不同需要的受助者。

如果你問我到底「助人工作者」是不是應該要跟受助者保持一段適當的距離，我是同意的，畢竟說到底是一份工作。不過，我覺得單純「助人」的話，你和受助者那段距離保持得太適當的話，可能會適得其反。這不是我「助人」的守則，但可能是我「助人」的信仰。

這十年協助過的人很多很多，很奇怪的協助經驗多不勝數，我很感謝他們每一位，給我機會走進他們的人生，感謝他們願意相信我，聆聽我的建議，也感謝對我發脾氣，他們能夠責罵我，除了可以幫他們抒發之外，也代表我們已經建立了一段很親密的關係，這也是對我信任的證據。

也許我在他們的生命中只是一個期間限定的家人，甚至只是一個過客，我們總會分開、分離，甚至分解的一天，但我們的關係一旦建立，這段關係，這段感情，不是隨便可以磨滅，更不會隨便可以消失，即使我們最後陰陽相隔。

為情自殺

「為情自殺？太傻了吧，不值得！」

「愚蠢的人才會為情自殺，要死就去吧！」

「為情自殺？太自私了吧！愧對父母！」

對於為情自殺這回事，我們常常都聽到以上的結論。關於為情自殺，我也收過不少的求助，有一半是來自學校老師的求助。其中一個例子是老師說因為最近在學校有女學生嘗試自殺，因此學校裡掀起自殺潮，有好幾位不同年級的女學生都爭相仿效的原因都是因為感情問題。

以下是我跟那位嘗試自殺的女同學面對面的對話：

「你好，我叫威廉，聽說妳想為情自殺。」

「我不需要你幫忙！」

「我不是你老師，也不是妳家人，跟妳非親非故，對妳來說我只是一個陌生人，我哪有資格去幫忙？」

「那你來幹嘛！」

「我聽說妳想自殺，我自己本身對快死掉的人都很感興趣，我來是因為我想認識妳。」

「有什麼好認識的！」

「妳知道一個快死掉的人還可以認識到新的朋友是一件多難得的事情嗎？」

「誰說我快死掉，你才快死掉吧！」

「對呀，我就是說我呀，我就是那個快死掉的人，所以我特別感謝妳願意跟我對話。」

「……你到底想說什麼，快說吧！」

「聽說妳要跟男朋友分手，然後自殺？」

「是他要跟我分手，是他不要我，不是我不要他！」

「但他沒有說自殺，妳卻準備要自殺，所以不應該是妳想要跟他分手嗎？他分手沒有要自殺，就代表說他還留有餘地讓妳創造機會跟他復合，但妳分手後要自殺，看起來是妳不想再跟他復合不是嗎？自殺不是顯示出妳很有分手的決心嗎？」

「別那麼多廢話，看你的臉就知道你沒拍過拖吧，你明白愛情嗎？你懂什麼！」

「愛情這回事我真的不太明白，老師也不會教，更不會分享自己的戀愛經驗，爸媽又只會說長大就會知道，老實說我真的不太明白愛情這回事，所以我曾經也大概體會過妳正在經歷的感受。」

「所以你也曾經為情自殺過？」

「我也不知道，我不確定是不是這樣的狀況。」

「是你女朋友和你說分手的？」

「對。有天起床，我們跟對方說了一聲早安之後，她就跟我說：『我想離開。』」

「為什麼？是什麼原因？肯定是你的問題啦！要女生說分手，一定是男生讓女生受不了！你一定是咎由自取！那你有挽留嗎？」

「聽到她說想離開，當下的反應是：現在嗎？是馬上要離開嗎？因為我們同居很多年，就算要馬上離開，收拾自己的東西也需要一段時間，我還有一些髒衣服在洗衣機裡還沒洗呢。所以當下我只回她說：『你要我今天離開嗎？』她說不用，因為剛好她要去外國出差，一個星期後才回來，她說如果我不想搬，她搬出去也可以。但我們那時候住的地方是因為方便她去上班才租的，所以我覺得還是我搬出去比較好，畢竟我一個男生住哪裡都可以。最後我和她說我會在她出差回來之前搬走。」

「所以就這樣?沒有下文?你沒有挽留嗎?」

「挽留嗎?怎麼說呢,可能我們已經在一起非常長的時間,也經歷很多很多的事,我們也相當熟悉彼此的脾性,根本不用猜疑對方的話到底有沒有留餘地,或有沒有挽回的空間,有時候大家不用說話,不用看對方眼神,只是一些微細的肢體動作就知道對方心裡在想什麼。所以當她提出想要離開時,我只是問是不是要今天就搬走,當然我們彼此確認會分開之後,有聊到我們的往事,有快樂的、也有傷痛欲絕的,有笑也有淚。我當然捨不得,但比起拼命抓著不放,放手成就對方好像更能夠讓對方感受到你對他的愛,不管你們是不是繼續在一起。」

「所以你就這樣搬走了嗎?她是你的唯一耶!你不傷心嗎?你可以看到那麼開應該是你愛得沒有很深吧!」

「對呀,可能我真的沒有很愛她吧。她回來之前我就搬走了,我先到朋友家暫住,他剛好也出差。我本以為我可以接受,也以為自己看得很開,但在朋友家過第一個夜晚的時候,情緒和眼淚就慢慢掉下來,在朋友家裡看到他和他女朋友的牙刷、拖鞋等,不禁就讓我想起我跟她的往事，想著想著，就不想面對。我出門下樓吃完飯之後就不想回我朋友家，因為那些平常不過的生活用品，勾起我一幕幕和她的回憶，每每想到這些回憶，感覺心被一大塊石頭壓著，喘不過氣。」

「對呀！我現在就是這樣！不由自主地重複看和他的訊息，又想要把所有跟他有關的東西全部通通都刪掉，但又怕自己以為再也看不到！」

「我也是。我也有想過把所有跟她有關的訊息呀、合照呀，通通都刪掉，但我最後沒有這樣做，因為我怕我後悔，還有就算把這些眼前的東西刪掉，在我腦海裡的回憶也刪不掉，只會讓我更痛苦。」

「所以我才考慮自殺。我不停地想著他，真的很煩，我很想要登出，但就是控制不了腦袋在想什麼。」

「偷偷跟妳講，妳考慮過的事情在我腦海裡也出現過，我很明白那些感覺越故意不去想，它就越變本加厲出現在我面前，好像故意要跟我對著幹一樣。不過，當出現這些想法時，我就會馬上約朋友出來吃飯也好，喝酒也好，但妳年紀還小！還不可以喝啦！重點是不要自己一個人，不管有多想把自己關在衣櫥裡永遠都不想出來，都要用僅餘的意志力把自己拉出來，然後打開手機和不同的朋友求救，越多越好。把自己的行程表塞爆，不要讓自己有空檔。雖然每一秒還是過得和一年那麼慢，但只要妳把每一秒都塞滿，每一秒都有朋友在身邊陪伴妳。另外，不用急於去面對失去他的現實，也不用很急要去放下或急著揭開什麼全新的一頁。跟妳說的一樣，明明愛到那麼深，又怎樣可以那麼灑脫，開始過新的人生。逃避一下無所謂，最重要的是一定要有人在陪伴妳，不一定是同一個人，但不管是誰，不管他情不情願，妳都不要介意他來陪著妳。」

「但真的很難過。」

「當然難過，難過是正常不過的事，不難過才怪。但時間不會因為我們難過而停下來，時間總會過，我們的難過也會和時間一樣。我們可以牢牢記住那一秒的回憶，抓住不放，這一秒我們放不放手都沒關係。但我們也要知道，還有很多秒在衝著我們而來，它們也很期待我們抓著不放。」

「他是我最愛的人。」

「當然。但不代表不可以去愛其他人，或接受其他人的愛。每一個人都無法取代，但我們心裡藏著的，記掛著的肯定不止他一個。就算他是妳的另一半，那還有一半妳可以控制，還是可以自主的，不用給另一半牽著走。」

「那你搬出去之後呢？還有跟其他人在一起嗎？」

「有呀，因為我也覺得她也想我過得幸福快樂。每一位認真愛過我們的，都不會想看得我們難過，所以我們也應該努力過得好，不要讓他們感到愧疚。當然妳可以以死相迫，迫他跟妳和好，但這樣會讓他回心轉意嗎？就算他再次以身相許都只是因為妳以死相迫而已，妳綁架了他的身體，但禁不住他的靈魂。」

「但我真的好想好想他，我只愛他一個。」

「我不會否定妳只愛他一個，正如沒有人批評我最愛是誰一樣。但誰說妳一輩子只可以愛一個人？我們可以為了愛犧牲自己，但妳這樣自殺並不是愛他的行為。如果妳還愛他，還想他回心轉意，那自殺肯定不是一個有效的方法。妳死了，他又怎樣再有機會去愛妳呢？那不是很矛盾嗎？」

短短半個小時跟她的對話，如果是通過社會認證的專業社工師或諮商心理師等，基本上絕對不會跟我一樣講那麼多沒有用的廢話來輔導受助者。他們已經有一套恆之有效的ＳＯＰ來應對。他們一到場，目標很明確，是來助人的。跟我不一樣。我去，目標不是助人；我去，是想他們整理自己的想法。透過我的價值觀與他們產生碰撞，讓他們知道世界的價值觀並不是唯一的標準，我們配合不了世界，不代表我們就失去價值。所以我從頭到尾都沒有說自殺這個行為是錯誤的，我只是想讓她清楚知道自殺不是目標，她為情而自殺不是真的能夠達到她的目的。

另外，整個對話當中，我會把助人者和受助者兩者的角色模糊化。我不會迫她表態或要回應我什麼，相反我透過分享自己的生活經驗，不但可以讓她躲在旁觀者的角色後面，也可以示範一下她現在的狀況大概還有什麼出路，同時我們透過交換角色產生不同的碰撞，攻守互換，讓她感受到助人者與受助者之間的界線其實也不一定很分明，這一刻你是受助者，下一秒你也可以是助人者，讓她感受到不管是她自己或是坐在她對面的人都是有價值的，都是可以信任的，只要她願意，我也可以隨時出現在她的面前，再次透過互相衝擊對方的價值觀，從而探討什麼是愛，我們又該如何去愛與被愛。

安樂死？

當我公開說我是做死亡教育的時候，最多人問的問題是：

「你支持安樂死嗎？」

「你怎樣看自殺呢？」

這兩條問題幾乎每一次的演講、或是辦一些死亡教育工作坊的時候都會遇到的兩大疑問。在我講我自己的看法之前，我們先搞清楚什麼是「安樂死」？什麼是「自殺」？

自殺一詞源於拉丁語 suicidium，意思為「將自己殺死」，而根據維基百科的說法是「意圖導致自我軀體死亡的主動行為」。「將自己殺死」這句語本身已經充滿哲學味道，到底什麼是「自己」、什麼是「殺死」等，可以用很長的篇幅去討論，我們先從維基百科的說法開始討論。維基百科提到的自殺是要主動導致身驅死亡的行為，這時候我們可以去想一想，坊間說的「安樂死」方法，是不是「病人」也是要主動申請，最後也是主動了結自己生命？如果答案是對的話，那「安樂死」這個企畫其實也是一個自殺計畫，唯一有可能出現不一樣的地方是「安樂死」的使用者可能需要透過醫生去輔助，才能夠執行自殺的行為。

「安樂死」的英文 Euthanasia 源自於希臘語 εὐθανασία，意思就是「好的死亡」，而安樂死到今天也大概分為三類：

（一）積極安樂死（Active euthanasia）

（二）消極安樂死（Passive euthanasia）

（三）雙重效應的安樂死（Double-effect euthanasia）

第一類「積極安樂死」是採用某些措施來提早結束服務對象生命，這亦是暫時受到最大道德爭議的安樂死方法；第二類「消極安樂死」是服務對象一旦預到緊急情況，醫生不會採用任何急救措施或維生治療，讓服務對象自然死亡，這和台灣《病人自主權利法》（病主法）的做法相似，亦是至今爭議最少的「安樂死」方法；最後第三類則是醫生雖然知道有關藥物可能讓人加速死亡，但為了服務對象想減輕其痛苦的心願，仍然給予相關藥物直至死亡，這也和台灣「善終安寧服務」的概念相似。補充一句，以上三項安樂死方法都是以醫生會按對象意願為原則才去執行。

到今天，至少有二十一個國家可以執行安樂死，當中以比利時的門檻最低，不用像瑞士要先花幾千塊美金登記作會員，就算是你以旅客身分都可以免費為你執行安樂死，另外國際NGO組織「解脫國際」（Exit International）也研發了一台3D列印技術製造的儀器，推動安樂死「去醫學化」。

安樂死，不管哪一個語言的版本，都是「死得好，死得安樂」的意思，所以重點不是死不死，不是如何死，是如何死得好，死得安樂，只有達到這個目的，就是安樂死。那如何才算是死得好，死得安樂呢？飛去比利時就算是安樂死了嗎？

如果打一針就等於死得好、死得安樂的話，那醫院裡應該都充滿歡樂氣氛，殯儀館的靈堂裡辦每一場喪禮都應該是笑喪？到底人生是如何可以死得安樂？結束人生痛苦就算是安樂死了？我從來不認為現在的「安樂死」方法可以死得安樂。對，現在安樂死的確可以讓人自主死亡，讓人覺得可以結束眼前的生理痛苦，就已經算是安樂死了，但這樣頂多也是安樂死的入門吧。或者我這樣問，去比利時打針是不是我們達到安樂死的唯一方法？

沒有生命，就沒有死亡。不管我們願意不願意，死亡和生命從來都緊緊地扣在一起，密不可分。如果死亡代表未來，那生命就是死亡的過去，所以當我們談論死亡時，免不了會談論到生命。而且我們現在是談論如何安樂死，「安」和「樂」都是在我們還活著時才會感受的東西，說穿了，安樂死，本來就是想講我們還活著的時候，如何可以把自己的死亡安排得安安樂樂。

問題來了，如果我們活得不安不樂，那麼我們可以死得安樂嗎？答案當然是可以的！只要你有這一種醒覺，趁自己還可以活動自如時，就應該盡快去把你的身後事安排妥當，每一個人生當中，不管你有多貧苦，多多少少你都會擁有一些資產。

遊民？爸爸？

以前認識一位遊民，他準備要去安寧醫院時，他先把自己的房子——其實就是一堆硬紙板賣掉，然後買了一罐狗狗罐頭，還有洗碗精，當我很疑惑為什麼他會買洗碗精時，他跟我說他想要把餐具送給他的遊民朋友，但想要洗乾淨才給他們，剩下的洗碗精也送給他們，因為洗碗精對遊民是奢侈品，根本負擔不起。他把自己的「遺產」都分配好之後，最後他也把收養的狗狗送到他朋友家，他把自己的「房子」賣掉之後買的狗罐頭就是他可以送給狗狗的最後禮物。最後，他在醫院住半年多就離開人世，而他的遺體火化後就撒落大海，世上有關於他的只剩下我們的回憶。

他的生命可能沒有過得很安樂，沒有固定的家，每天有沒有飯吃都是一個問題，但我覺得他對自己死亡的安排，絕對符合「死得樂，死得安樂」的條件，甚至我覺得他是「安樂死」其中一個典範，特別是在安排他狗狗未來這事情上。

那我們呢？除了那些房子、保險之外，人與人之間的關係其實都是你人生之中的重要資產，當你立遺囑時，為什麼你只想到物質財富呢？家人摯友對你的愛不是你擁有的東西嗎？這些你也帶不進棺材的，為什麼立遺囑、寫遺書時不也好好處理一下呢？

很多人很有心去規畫他們的遺產怎樣安排、怎樣分配，但在人事上就避而不談，以為自己留一間房子給家人就是對他們最好的安排，但往往並不是這樣。

我看過有一個家庭，單親爸爸帶著兩個女兒，他在醫院的最後日子裡，每天都在美國股票市場買賣，爸爸唯一的身後安排是盡力在自己離去之前幫女兒賺多一點錢，希望她們往後的生活不用因為經濟問題而過得不開心，但兩個女兒一個是牙醫，一個是銀行財務策劃師，她們都財富自由，而且從來不會因為經濟問題不開心，反而她們因為爸爸的身後安排常常吵架，可惜到她們爸爸離開了，也沒有表達過自己對身後事的意願，光是應該是樹葬或是海葬都可以讓兩姊妹吵個不停。

我們試從這位爸爸對身後安排來看，他確實是有選擇了第二和第三類的「安樂死」方法，但他的死亡還稱得上安樂死嗎？那就要看，到底爸爸生前有沒有在意過兩個女兒會因為他身後安排而吵架，如果他沒有在意，那就可以說他也是死得安樂，因為他在意的是她們因為經濟而過得不開心，並不在意兩姊妹有沒有因為他身後事而過得不開心。但請問，真的會有人不在意家人因為自己的事而吵架嗎？

退後一步來看，遊民和這位爸爸，哪一個比較符合「死得安樂」呢？如果是你，你會情願當爸爸，或是遊民呢？

自殺救助

除了安樂死，自殺也常常是討論死亡時會接觸到的話題。尤其是成立「死嘢 SAY YEAH」這個 NGO 之後，開始收很多自殺救助個案。為什麼我們會說是「自殺救助」個案呢？因為絕大部分想要自殺的人，基本上都不想自願結束人生，包括想要安樂死的人。想安樂死的，如果不是因為身體的痛苦受不了，沒有看到有任何可以康復希望的話，他們會選擇安樂死嗎？另外，關於想自殺的人，你又有想過他們在精神上、心理或是心靈層面上，也有他們覺得承受不了的痛苦，才令他們走上迫不得已的路嗎？為什麼生理上的病痛大家就覺得是很合理去支持他們安樂死，但精神上或心理上可能是患了末期疾病的人想要結束痛苦，大家卻不給予同情呢？精神上、心理上有病的就特別活該嗎？

「他真的想自殺就不會求助啦，想的就直接去死啦，還會找你？找你就代表他也不會自殺吧。」這句是我常常遇過其中一句有夠難聽的話。

為什麼有自殺念頭的人就不配跟別人講？你有試過你肚子餓的時候和另一半說你快餓死

了嗎？如果按照你的邏輯，那你應該直接去餓死就好了，為什麼還要跟另一半說你快要餓死呢？是因為你根本不想餓死，對不對？如果另一半回你一句：「你真的快餓死就不會叫啦，想餓死就直接去呀，你現在還有力氣哇哇叫其實你還沒快餓死吧。你不想餓死就找方法呀，在這邊鬧。」你也應該不爽吧？

還有你跟另一半講這句話是因為肚子餓讓你很不爽，跟另一半撒嬌可以舒緩心情，對不對？還有因為你快餓死了，腦袋也運作不了，想吃什麼也沒辦法好好去想，那只好拼命用盡最後的力氣去跟另一半求助，對不對？為什麼你快餓死這件小事情就可以大喊大叫，別人快死掉就不配求助？

我知道一般 NGO 志願機構收到求助者的電話或訊息時，他們會先評估一下求助者的情況再做出危機管理，因為根據他們提供的資訊，大多求助者對於情緒輔導的需求比較多，相對需要即時介入危機處理的個案比較少，所以也會給大眾一個錯覺，覺得想自殺的人都是鬧鬧，想要得到別人關注而已。

但我成立的 NGO「死嘢」的方向和其他 NGO 有一點差別。我們比較專注在有關死亡的部分，如果救助者沒有和死亡直接相關，我們會馬上轉介其他機構給他們協助。還有我們不太會有什麼評估機制，我們會先直接了當地問他們現在是不是想自殺等，然後他們講每一句話我們都是設定他們是真心真意的，不是隨便鬧鬧，譬如他們第一句就說「我想死」，我們不會挑戰他們到底是真心或是假意，他們講每一個字都百分之百認真去看待，絕對相信他們講的話就是他們的想法，因為只有這樣，求助者才可以放心去和我們敞開他們的內心，讓我們知道他們真正的想法。所以我們有時候也會遇到一些想找人聊聊天的求助者，他們聽到我們那麼認真之後，他們反而被嚇到，以為我們是一間協助別人安樂死的機構。

「我想死。」

「我已經撐很久了。」

「我活夠了。」

以上這三句話是我們常常遇到的話。一般來說，當我們聽到這些話，我們首先不會反問他到底是不是真的想離開人生，反而他們每一句話我們都信到十足足，記得其中一個 case 就是第一句開口就講我想死，然後我們就展開以下對話。

「我想死。」

「什麼時候？」

「常常都有這個想法。」

「那是正常的呀，因為很多人都會有個想法。更有人說，有這些想法的人代表進入覺悟的時候了。」

「然後咧？什麼時候？」

「但我真的很想自殺。」

「我不知道怎麼辦。」

「是你不知道應不應該自殺，或是你不知道怎樣自殺？或是你不想自殺？」

「我覺得自己很廢。」

「覺得自己很廢的人通常都帶點厲害。虛心的人買少見少了。」

「你這裡是教人自殺的嗎？」

「你這句話外面聽到誤會就大了，千萬不要這樣說。我們這邊不是教人自殺的，我們這邊是讓人知道生命該如何結束。」

「那生命該如何結束？」

「有很多方案呀，其中一個是認真看待死亡。」

「死亡就是死亡，一切都結束，死亡才不管你有沒有認真看待它。」

「你說得對，死亡確實不管我們怎樣看待它，因為它本身就沒有生命，又怎會有意識呢。死亡沒有生命，但死亡會帶來更多生命。隨便去菜市場看看，那裡看到的遺體比殯儀館還要多，不管是菜還是肉，它們不死，我們也許沒辦法活那麼久。」

「那我的死可以造就到別人嗎？」

「那要先看看你活著時，有沒有值得別人學習或是可取的地方。每一個生命或多或少都有他的價值，能夠讓別人知道更好。你呢？你覺得你哪裡方面有價值呢？」

「我沒有價值。」

「每一個人都總會有的。每一個人。包括你。」

「我不知道。」

「那就是你不知道而已，不代表你沒有。不要那麼輕易抹煞自己的價值，縱使你覺得你不知道。雖然曾經有一套港片說過：『做人冇夢想同條鹹魚有咩分別。』但其實鹹魚都有牠的價值，牠不一定可以取悅全世界，但一定受到不少愛戴。就算是鹹魚都有牠的價值，那你憑什麼說你沒有呢？」

「但我真的不知道我有什麼價值。從小到大做什麼都失敗，沒什麼朋友，感覺世界有沒有我都沒有關係。」

「怎麼會？你知道你現在，這一秒鐘的價值是什麼嗎？就是對我的肯定。我猜你說『我想死』這句話也沒有跟很多人講過吧，還有我猜你找我之前，應該在網路上找找看看才會決定找我對吧，你這份信任對我來說已經是一種肯定啦，對不對。所以你看你多厲害，你覺得自己沒有用，但你對我的信任，對我的肯定，已經是你這一秒鐘的價值了，對不對？所以現在不用再說你自己沒有價值，在你認定你自己價值之前，可以多找我一下，因為你找我是對我的肯定之餘，也是對你自己的一種肯定。」

以上只是好幾千個對話裡面的一小段落。我想很多人都想過自殺這件事，不管你是出於對死亡的好奇，或是為了擺脫痛苦而執行的任務。但到底什麼是自殺？

自殺的定義真的只有把自己身體殺死那麼簡單嗎？想自殺的人到底有多少不是因為想要自殺，只是因為想要擺脫、逃離痛苦而已，他們根本不想結束生命，只是找不到維持生命的方法而已，某程度上跟一些末期病患要面對的狀況差不多，無論是被醫生診斷他是生理原因或是心理原因才跟死亡很接近，但肯定這不是唯一的原因要他們面對死亡，譬如說患末期癌症的人的心理不一定沒有壓力，如果處理不好也會產生心理病；心理有病的人，身體也不一定見得是健健康康。心理和生理每一刻都互相影響，到最後或許不會有人可以肯定那個人自殺的原因只是和心理或生理有關係。

身體的健康和精神健康、心靈健康是密不可分的。身心靈根本上是一體，每一刻都是互相影響彼此。身體上的痛楚會影響到精神和心靈，反之亦然。自殺的重點不是在於他是否自殺，自殺的重點是在於他為何要自殺，只要我們好好去了解他們自殺的原因，也許就可以減少一個自殺個案。

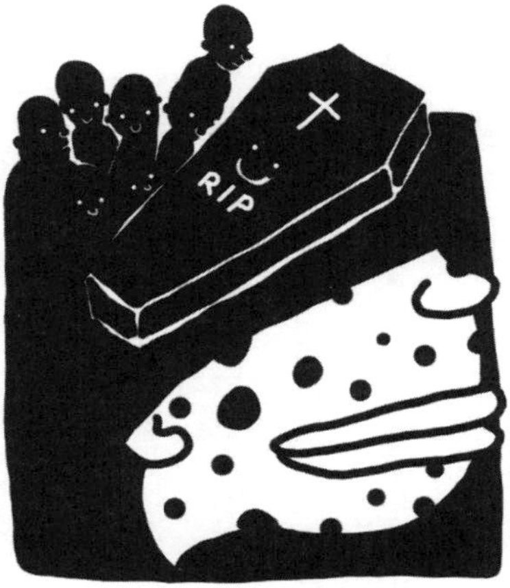

第七章

感謝死亡，
讓我學會面對
被遺棄。

關於歧視

到現在我也不確定到底我的出生是幸運或不幸運，但我真的很感謝我的外表，我的皮膚癌，讓我一早就知道在這個地球上，由人類組織的社會是如何運作，我又該如何面對。因為我的外表，我媽被人罵是不是懷孕時吃太多芝麻；我爸被罵是不是因為做汽車維修才會生出我這個被油墨潑過的孩子；我同學的父母去學校投訴為什麼要他的孩子跟我待在同一班；我也被罵過什麼斑點狗該去吃狗糧，有病就待在家，不要出來傳播病毒；搭車時被罵可不可以自省一點，有自知之明就知道自己不應該在公眾地方出現。以上只是我人生的一小部分被歧視的經驗，當然被歧視的地方又怎會只有香港？在英國、在韓國、在日本都有不少，當然在台灣也不例外，以下就是其中一個在台灣被「關注」的經驗，先戴一頂安全帽，我沒有要特意去標籤台灣什麼什麼，只是因為台灣是我第二個、也是未來想要一直待下去的家而已。故事發生在二〇一八年初的時候：捷運上，有位女生進來，她臉上好像被火燒過的疤痕吸引到一位老太太的注意，這位老太太好像以為自己在藝術館看雕塑一樣，不停盯著她。過了一分鐘，這位老太太終於意識到我在盯著她，也發現了另外一件雕塑：我。

她起初很忙，一邊花多眼亂不知道該先看哪件雕塑，一邊又忙著招呼我盯著她的眼神。

又過了五分鐘，她終於忍不住跟我對話。

「我沒有看你呀，你為什麼要一直這樣？」

「她也沒看妳呀，妳又為什麼要這樣？」

「我只看看，沒有做什麼呀！」

「那我有對妳做什麼嗎，我也只是看看呀。」

「她是你朋友嗎，關你什麼屁事！」

「我眼睛是我身體的一部分，也跟妳有關係嗎？」

「你影響到我呀！」

「妳也影響到我呀。」

「我沒有看你呀！幹嘛你一直盯著我！」

「她也沒有看妳呀！幹嘛妳要一直盯著他？」

「你是不是台灣人！幹嘛一直盯著老人家！」

「妳是不是人類，幹嘛一直盯著她，妳第一次看見人類嗎？」

「我只是關心她而已！」

「我也只是關心妳呀。」

「我不需要你的關心！」

「那她需要妳的關心？」

過了三站，我猜她大概不是因為語塞而下車，當然她下車之前送我一堆台語，我當然用廣東話回禮，然後再跟她說如果她還要說的話我可以陪她下車繼續聊。

老太太下車後，那位女生才開始講話，她和我說她臉上疤痕的故事，也說希望有天她也可以像我一樣勇敢，我說但願有天她也可以為別人勇敢一點，那他們就不用裝勇敢了。

處理歧視，直視就對了，從來不需太多技巧。

關於得到無知的人異常關注，真的太多例子了，如果想知道我這四十年的奇怪歧視經驗，可以直接和大塊文化要求我再另外寫一本《如何面對四十年每天被歧視的日子》，如果到時候我還活著的話。

每一個歧視的目光都不一樣，每一次發生的時間都不一樣，即使你每天受盡歧視，經歷無數被羞辱的經驗，也不會習慣「被歧視」這回事。每一次都很難過，每一次都很難受。小時候遇到這情況，如果爸媽在，就會躲在他們身後，如果只有自己，會默默低頭，不敢正視歧視自己的人，想辦法逃離現場。但當人慢慢長大，面對的方式也有所不同。當國中生那幾年，基本上每一次遇到歧視，不管他們身材高又壯，或看起來是古惑仔，我都會直接走到他們面前，瞪著他們，他們開口，我就會直接罵回去，因為那時候會覺得，既然他們都主動對我展開人身攻擊，那我為什麼不直接反擊，互相傷害總比我一個人受傷害好，有時候運氣好一點甚至可以得到他們的道歉，當然有時候會很慘，他們會變本加厲去羞辱你，還有他們有可能會對你動手動腳，所以我通常都預先想好逃跑路線，萬一他們真的襲擊我，起碼知道要往哪一個方向走。不過不知道是因為人長大了，或者累積太多經驗，現在遇到歧視，看看他們的眼神及他們的肢體動作就大概了解，我用什麼方法可以讓他們尷尬，會讓他們歧視我的時間越久，他們會越渾身不自在，有時候反而是他們受不了那個尷尬氣氛而先逃離現場。

我這樣說出來不是想證明自己，被歧視也根本沒有什麼好炫耀，我只是想對一些常常遇到被歧視的人說，我們活著根本沒有錯，更不要覺得自己在公共場所出現是罪過。現在我會這樣去理解，他們的歧視，他們的批評目光，他們的語言暴力，這一連串的歧視行為是源於他們無知，就跟小朋友一樣。小朋友看到我，也會很大聲說：「哇，他很醜耶。」但我不會有太多情緒，因為我看他只是一個無知的小朋友而已，無知這回事沒有分年紀的，如果覺得成年人不可以無知，你也未免太看得起人類。還有我不是要跟你說，他們無知，所以我們不該那麼生氣，不該有情緒，到現在就算是小朋友歧視我，偶爾我也受不了，也會跟他說：「你試試不好好讀書，慢慢就會跟我一樣，我就是成績不好，黑色的點點才越長越多。」至於對著成年人的話，我也試過跟他們說：「我是被詛咒了，我昨天還是好好的，不知道為什麼今天一起床就變成這樣子，你們也小心一點別被詛咒。」

面對無知的人，其實可以有很多方法去應對，視你當下的心情，你心情好一點，當然可以一笑置之，但剛好遇到你心情不好時，既然是他們找上門的，這也許可以是一個讓自己抒壓的方法。面對無知，我們也不需要太用心去看待，反而我們可以試試怎樣去讓他們得到更多智慧，只有他們的智慧長多一點，世界就可能少一個人被歧視，這不是更好嗎？面對歧視，基本上已經是我生命不可分割的一部分，可見的未來也不見得人類會主動尊重別人，所以我們有智慧、有能力、剛好有時間、心情也不錯時，不妨做多一點，可以訓練別人的智慧，自己又可以抒壓，世界又少一點歧視，那不是一舉三得嗎？

癌症，長期病患，殘疾人士

癌症算不算長期病患？

記得我小時候醫生說過：「患癌不等於是長期病患，長期病患又不等於是殘障人士（台灣稱：身心障礙人士），所以即使你罹癌，在法律的定義上你也是一個患病的正常普通人。」聽到醫生這樣說我忍不住反問：「你看看我的身體，你看看我長滿全身的斑點，你作為一個所謂的『正常普通人』，如果你視力正常，又有充足的照明下，你應該不太難分辨我到底是不是你們『正常普通人』口中的『正常』又『普通』的『人』？更何況你還有另一個身分，就是經過這個社會的法律認證的醫生，以你的專業判斷，我仍算是一個正常普通人？」醫生回我說，以現在的制度來說，也只能夠這樣去解釋。

作為一個長期罹癌、每天生活都受罹癌而影響的情況下，每一天出門都會被「正常的普通人」以不太正常的目光「交流」，求學、求職、到超商買東西，每天都要面對同樣的目光，原來我受到這些目光是「正常」的，因為我很「正常」。基於我很「正常」的情況下，他們這樣看我都是「正常」的，因為法規說我不是一個殘障人士，甚至我也不確定一個長期罹患癌症的人到底算不算是「長期病患」，因為根據我小時候的香港法規來說，要符合「長期病患」其中一個條件，是病人所患的病透過藥物治療後，是可以得到一定的生活品質，相對地不會有生命危險，但亦不太可能痊癒，譬如說糖尿病、愛滋病等。不過癌症不一定可以透過電療或化療維持生命，所以對於香港法規來說，長期罹癌的病人，不管你患了多少年，都不可以列入「長期病患」，對於香港法規來說，你只是剛好，或是奇蹟地這麼多年都死不去而已。很殘酷嗎？很現實嗎？我也不知道。

對我來說我是不是長期病患沒關係，反正一出生我就長這樣，真的沒有特意去和醫生平反，不過當有時候出席一些公開講座時，真的很多人都不太懂為什麼我罹癌那麼久還不一定是長期病患，老實說每次遇到這些提問我都要先反過來安慰他們說：「沒關係，香港現在就是這樣。還有，你現在還健健康康的，先不用太操心，因為生老病死是必然，以後一定有很多時間再讓你慢慢關心這個議題。」關於我算不算是殘障人士更不用多說，香港醫生說我患的只是皮膚癌而已，做植皮補幾塊皮上去也不會對日常生活有多少影響。哈囉？講得那麼平常，為什麼又會說我活不長？我那麼正常，那為什麼常常建議我動手術把癌細胞挖出來？

以上是我小時候常常遇到的價值觀衝突。直到二〇〇一年，世界衛生組織才宣布新的指引，說要判斷一個人是不是身心障礙人士，要從三個不同層面去理解人體機能，像是身體功能發展結構，例如感官能力、言語能力；個人的活動能力，例如溝通能力、學習能力及行動能力；參與實際生活環境能力，例如參與娛樂、藝術、社區活動等。除了個人因素之外，也要評估客觀環境因素，例如社會態度等，都要納入考量範圍，不建議只是以「醫學模式」角度出發。

而香港對殘疾的定義，由二〇〇七年開始除了過往注意力不足╱過度活躍症、自閉症、聽障、智障、精神病患、肢體傷殘、特殊學習困難、言語障礙、器官障礙、視障等，現在也把產前感染、基因突變等肢體傷殘成因也包含在裡面。

我沒有說我要爭取成為殘障人士或是爭取什麼福利，我並沒有這個意思。我想要指出的意思是世界上的法規，就算是國際組織發出的指引，亦不等於我們可以得到正視，不然就不會到現在，對於香港的醫療系統來說，我還只是一個剛好還沒死掉的正常普通人，只是需要定時回診而已，既不算是長期病患，更不算是殘疾人士，即使我的腰背並沒有肌肉支撐，只剩下一個洞，還有一層薄薄的植皮。

怪人

「如果我露出斑點滿身，可馬上轉身」，小時候第一次聽這個首歌，把每一句歌詞都聽進心坎裡，有好一陣子更以為這首歌就是為我而寫的，長大後才發現原來全世界全身長滿斑點的人超多，我不是唯一一個，光是在台灣已經有好幾十個跟我長得一樣漂亮。我當初以為這首歌只是為了我才寫的，真的有夠丟臉。

在網路出現之前，我還以為我是獨一無二的，我以為我每一天生活的不便只有我自己一個人才能夠明白，但長大後才慢慢發現，原來世界上是有其他人跟我有差不多的狀況，但又有一點不一樣，但起碼也會遇到知音。

我媽說我一出生，已經很明顯跟別人不一樣，我的黑色素瘤顯而易見，最明顯的部分就是黑色素瘤像一件連身泳衣一樣從整個後背覆蓋到前面肚臍再到大腿，然後其他部分像頭呀、脖子呀、手手腳腳都像天生的星星一樣（好像說得太美麗），說醜一點就真的像被潑墨一樣，那些黑色素都是零零散散。還有那時候還小，零零碎碎的黑色素瘤不太容易用肉眼可見，小時候拍的照片幾乎不會看到我是滿身斑點的。但隨著年紀增長慢慢長大，黑色素瘤也跟著長大，國小時，爸媽怕我被歧視，我的學生服都會故意買大一點，明明三分袖變成五分，短褲蓋過膝蓋，再配一雙長襪，看起來是一個很八〇年代經典美國嘻哈風格的學生服。聽起來很潮，但仔細想想就知道，在學校裡面每一個都穿得很西裝筆挺，只有五十公尺以外看到我穿的 oversize 學生服，就知道我獨樹一格，還沒看到我的斑點就知道我跟 ABC 一樣都從外面回來，見到我本人更確認我是從外太空的斑點星球搬到香港沙田的。

我的點點除了影響我的外表之外，也會影響到我其他的生活，譬如說我每一顆點點都很敏感，所以走路時候會痛，坐下來會痛，拍手會痛，不是每一個椅子我都可以坐得舒服，罐裝飲料我也會開得比較痛。記得剛學騎車時，手上的點點會卡住把手，痛到真的很想放棄，但之後很快就找到適當的位置比較不會痛，或是騎車時戴手套就馬上解決問題。除了痛之外，全身都會很癢，小時候甚至到現在，有時候睡覺都會忍不住抓到流血，亦因為黑色素瘤占了身體皮膚總面積百分之五十以上，這些黑色素瘤大部分都沒有汗腺，所以比較怕熱，因為沒辦法正常排汗，但可以排汗的地方就會爆多汗，在夏天時候常常中暑，醫生說我最理想的生活環境是溫度二十度以下，濕度是百分之七十以下，不然我會活得比較難受。

除了身體有很多斑點，常常滿頭大汗之外，我走路也是怪怪的，可能是因為我大腿內側有一個黑色素瘤特別大，還有不管是腰背動過手術而換了一片比膠帶更薄的植皮，或是我原本像樹皮一樣厚厚的黑色素瘤，都是沒有彈性，也沒辦法拉扯，所以我走路看起來很像雨果（Victor Marie Hugo）的小說《鐘樓怪人》（Notre-Dame de Paris）裡的怪人一樣怪怪的。這些怪怪的外表，成就我這些年來無數被歧視、或是被異常關注的經驗。

有心人

外表當然帶來很多生活的不便，除了每一天都在應付歧視之外，也有很多時候要應對一些很熱心的問候，例如常常在公共場合裡會突然遇到一些人走過來說：「你知道你這個狀況有一點麻煩嗎？但不要緊，我以前也遇過一些病人是這樣，最後他跟從我的指示之後，他的點點慢慢就消失了。」

我：「不需要了，謝謝你。」

他：「沒有，我不是來騙你的，我只是為你好，我看過像你這樣狀態的人很多次，他們最後都沒有事。」

我：「沒事就好，我不需要了，謝謝你。」

他：「他沒事是因為他按照我的方法去做，我真的沒有要騙你的錢。我只是希望每一個人都可以活得好好，我可以幫到的我都幫忙而已。」

我：「謝謝你的好意，我真的不需要。我現在活得非常好。」

他：「你想康復嗎？」

我：「我看起來哪裡有病？」

他：「你這些一點一點呀。」

我：「我這些一點一點就算有病，也只是一點一點有病而已，我會好好照顧自己的。謝謝你。」

他：「你不聽我的也沒關係，但你應該活不長。」

我：「那你覺得我什麼時候會死掉？明天嗎？」

他：「說不定。」

他：「不要這樣好嗎？你明明那麼肯定才走過來跟我展開對話，現在又講什麼說不定？你也說不定等一下就死掉。」

我：「我是為你好而已。」

我：「真的謝謝你那麼偉大，你的好，可以留給其他有需要的人就好了。我真的不需要。謝謝你。」

這些好意只是冰山一角，沒有誰對誰錯，我也沒有覺得很煩躁，畢竟他們真的以為我很需要他們的建議，我才可以好好活下去。如果我聽他們，跟從他們的建議去做，按照他們的說法我會長生不老，但我真的，真的，真的，沒有覺得我很想很想很想為了建立未來而忽略當下我可以擁有的一切。可能有其他人很想很想很想去放眼未來，但我真的沒有這個想法。每一次遇到這些有心人，心裡想說，拍謝啦，我不配你對我那麼好，我們真的是錯配，但我祝福你，希望你可以找到對的人去貢獻自己。

我這個外表除了常常遇到很多熱心人士給我一些治療方法，例如喝符水，讓神明透過符水把我醫好；養一隻龜再把牠吃掉（據說養牠時，牠會把我身上的毒吸收，但我不知道為什麼我要把牠吃掉，那麼那些毒不是會回到我身上嗎？）；買一些魚然後讓牠們回歸大海再給其他人捕獲；買一塊很貴的玉（聽說是有一個很厲害的人開光），然後每一天要用它來洗腳，洗半年我的點點就會消失等。

除了這些奇奇怪怪的治療方法之外，也有很多熱心人士給我很多生活上面的建議，例如有建議我在某一個特定的時間不要曝曬在陽光下，因為那時候正是什麼星體加上人造衛星的反射下，陽光會特別燦爛，紫外線也特別高。另外也有一些熱心人士建議我馬上戒掉吃某一些肉和菜，還有一些人建議我連續禁食三十天，就可以把我的皮膚癌餓死，最後我身上的斑點會自動剝落，變回一個「正常」的「普通」人。我很感激他們給我的建議，但有時候我也會忍不住反問：「如果我的點點真的會自動剝落，到時候我是不是就會有很多洞洞在身上？那到底應該如何保養？畢竟我的點點是立體的，到時候那些洞洞剝落後應該會直接看到肌肉層，那應該怎麼辦？應該用麵粉或水泥把它磨平嗎？不然下雨天那些洞洞積水真的會讓我有點煩躁。還有我現在腰背已經有一個很大的洞，平常穿衣服也不太好看，那麼多洞真的很難買衣服，還是算了吧，就讓點點跟我一起共存就好了。」

每一次我遇到這些有心人，我都抱著虛心及心虛的態度去聆聽他們的意見，不管有沒有用，我都衷心感謝他們，同時我也很感謝我的皮膚癌，如果不是因為我天生有皮膚癌，我永遠都不會知道世界上有那麼多和漫威一樣的奇人異士，而且原來生活是有那麼多種的方法，有那麼多的可能性。

一件一直放不下的事

這件事纏繞了我很多年。

不知道大家有沒有試過搭香港紅色計程車「過海」來往香港島和九龍的經驗，一般計程車過海是要收雙程海底隧道費，但如果你去為過海乘客專設的計程車站，那就只需要付單程隧道費就可以，所以我有時候打電話叫車也會先講好「單程過海」那就不用額外多付一次隧道費。

二〇一三年，我去完朋友的居酒屋開幕後從銅鑼灣搭計程車回尖沙咀，我預約了收單程隧道費的計程車，上車時再跟司機確認一下才開車，但到了尖沙咀時，司機突然要我多付一趟隧道費，他說如果我不付的話他就會報警處理，我說好，因為這趟計程車是預約，只要翻查叫車服務台的記錄就能提供證據，所以我當下也同意報警處理。同時間我打給我當時的女友，萬一有什麼事她可以幫我做證，所以從警察到現場，然後到我被捕的過程，她從電話裡頭聽得一清二楚。

警察來了，分別叫我和司機下車，我們各自受到警察盤問，我和警察說他多收我車資，我覺得不合理才同意他報警處理，然後警察要我出示身分證，問我住哪裡之後，他們再問我是不是有喝酒，我說我有喝酒，因為今天是朋友的居酒屋開幕，我反問我有沒有喝酒和他多收我的車資，兩者之間到底有什麼關係，警察說有可能我喝醉了不清楚發生什麼事。我和他們說那可以打電話去問問計程車服務台，因為我是預約的，他們都有記錄，你覺得我神智不清你們可以查一下，打一個電話就知道我有沒有說謊，我是不是喝醉不記得我自己到底叫了什麼計程車。

過了一會，警察說我可以離開，而且不用付任何車資，我問他們為什麼，然後其中一個從來沒有跟我對話的警察突然很不耐煩地對著我大喊：「我們都搞定了，你喝醉就不要再這邊鬧事了！回你的家吧！你再這樣我們就將你逮捕帶回警察局！」我當下聽到有點錯愕，事件的始末是因為司機多收不合理的車資，才需要警察協助協調糾紛耶，為什麼突然要逮捕我？還有為什麼我喝了酒卻變成我不可以再過問的理由？我喝完酒是搭計程車回家的，我沒有酒駕呀，為什麼警察突然把我當成罪犯看待？我那時候很委屈、也很忿怒，我就追問警察到底我錯在哪裡，還有為什麼不用我付車資，我覺得這樣對司機、對我都很不公平，好像我真的喝醉在鬧事，然後警察為了平息事件就拜託司機不要收我的車資，但這樣也不合理呀，為什麼被警察認定喝醉的人就不用付車資？是根據哪一條法規？

我追問警察的時候，警察很大聲吆喝：「走開！我最後一次警告你走開！不要觸碰我！走開！」那時候我和對方沒有任何的肢體接觸，直至突然「砰！」一聲，我突然被推倒，然後我的頭突然被粗暴地按到地上，之後就聽到很多警察同時大喊：「我們現在要告你襲擊警察！不要再反抗！不要再襲擊我們！麻煩你合作！」被他們粗暴地鎖上手銬之後我回過神來，原來我被捕了。我被補的地點只是離我家三十秒的步行距離，所以當時的女友在電話裡聽到警察突然拘捕我後，就馬上下來和警察交涉，知道我會被送去哪一間警局之後就通知我爸媽，我爸媽也很快趕到警察局。

這是我第一次被拘捕。

我在現場被拘捕後就被移送到警察局，移送途中我和警察說你拘捕我之前我們沒有任何身體接觸，何來襲警？他們一語不發，我三番追問之下有個警察就惱羞成怒說：「閉嘴！有話想說就留在法庭說吧！」到警察局後他們要我交出所有隨身物品，然後就把我關在拘留室，不知隔了多久，他們就叫我去做筆錄，我說我沒做過，錄取口供的警察跟我說：「沒事，都知道你是不小心，錄取口供後就會放你出去。」我三番兩次強調在我被抓之前我沒有跟任何警察有任何的身體接觸，警察只回我說：「放心，我會幫你記下來。」筆錄後就要打指模、拍照，然後再回到拘留室，到警察問我有沒有錢交付保釋金，已經是三十個鐘頭之後的事情。

我被放出來後，在警察局看到爸媽的剎那眼淚已經忍不住，很想抱著爸媽大哭，但爸一看到我出來就馬上跟我說：「忍住，不要在他們面前流一滴眼淚。」到離開警察局我才敢把那種心裡的冤屈宣洩出來。爸和我說他相信我沒有做過，因為他在警察局看到有好幾個警察在「重演」案情，我用引號你就大概知道我想表達什麼。爸跟我說要有心理準備先找好律師，他覺得很大機會我會被提告。過了一個月，跟爸說的一樣，律政司（檢察機關）正式對我提起訴訟，我那個罪名最高刑罰可以被判兩年。律師還跟我說，在香港的法律，原來襲警罪的定義不只是指實質的襲擊行為，原來抗拒或故意阻撓正在執行職務的任何警務人員，講得淺白一點就是你阻礙警員前進也算是襲警罪，還有法庭一般假定警察作為證人的口供是完全可信，所以襲警罪的平均定罪率超過百分之九十，律師說可能要認罪以換取輕判。

在拘留室的時候很難過，就算面對警察不禮貌的態度，甚至突然被警察要求脫光衣服等，那時我心裡還覺得世界是有公義的，我沒做的事我不會認罪，但聽完律師的解讀之後，我覺得香港法律不公之外，按照過往的案件來說，就是警察說了算，我是不是應該以實際情況，考慮認罪。說真的，現在回想那時候也會感到心寒，為什麼會有這些不公不義的法律，當初我只是追問警察他們是根據什麼法律可以不用付車資而已，又怎會成立入罪的借口，我也淪落到要認罪換取減刑。

當然要怪就怪自己沒有把所有法律通通都背起來才走進社會生活，或是怪自己為什麼那麼單純相信警察會跟你講道理，為什麼那麼笨還要跟警察理論，警察說什麼就做什麼就對了，搭計程車回家你和司機吵一吵，警察還不用你付車資呢，多好呀，為什麼我還不滿足，我還裝什麼道理在我這邊，如果當初沒那麼執著什麼合法性呀，程序公義呀那些東西，現在就不用花那麼多錢請律師還要面臨被判刑。

我和律師說我不會認罪，因為我真的沒有做過，我也很清楚知道我很有可能要面臨監禁。律師知道我的意向後，開始幫我準備求情的程序。

來到開審當天，開庭前突然收到控方通知只要我承認案情，他們則不提證供起訴，意思就是只要我承認控方提供的陳情，那他們就撤銷控罪。那控方的陳情是什麼？精彩了，控方指警察看到疑似喝醉的我對他們罵髒話，然後我突然跳高用胸口撞擊一位警員的左肩，導致他的右肩及頭撞向一間店的鐵閘門，警員感到腦部受到撞擊及短暫昏迷。以上就是控方想要我承認的案情，如果我承認了那我就無罪釋放。

心有不甘，但沒想到開庭審理的時候讓我更難堪。

如果你是我，你沒做過的事情你會承認嗎？但不承認，後果就是你變成面臨坐牢的罪犯。「為義受逼迫」和「平安無事重獲自由」你會選哪一邊？

我嘛，我很坦白跟律師說，要我承認控方說的案情，根本就等同承認自己有罪，我不能接受。但，如果容許我加上一句「我承認案情但否認控罪」的話，我願意承認這些不盡不實的案情。我知道應該沒有人在意這句話，但對我來說是表明立場，最後我的律師跟控方交涉，對方願意把這句話加上去。

以為這樣就無事了嗎？當然不會。

開庭，控方和法官說因為被告（即是我）的背景特殊，會判「不提證供起訴」，但條件是被告承認案情。法官問有什麼背景？又有哪裡特殊？我的律師就把我所有的病歷都講出來，又呈上我多年參與社會公益事務的履歷，不過法官說從事公益事務不能用以掩飾罪行，亦不是犯罪後的求情理由，然後傳召「受襲警員」上庭，要求我當面跟他道歉才接納控方撤銷控訴的建議。

等候傳召「受襲警員」出庭期間，老實說心裡真的很不舒服，按照程序根本還未開審，法官哪裡有權力可以要求我先和警員道歉？我被定罪了嗎？或是因為我承認案情？但案情裡也要提到我否認控罪的呀。為什麼可以這樣？想著想著又深深不忿，但看到律師和我微微點頭，我知道只要我多忍一下下就可以雨過天晴了，那就道歉吧，就算法官突然再增加更多不合理的要求，我也一一完成吧。

一分鐘後「受襲警員」來到庭上，他一進來後的說辭惹來全場記者譁然。還記得控方的案情說什麼嗎？說我跳高用胸口撞向他的左肩，使他的右肩跟頭部撞向鐵閘門，出現短暫昏迷。但我眼前的他，起碼六呎多高（至少一百八十公分），站在他旁邊我的頭只到他的肩膀而已，哈囉？我襲擊他，讓他短暫昏迷？哩洗勒供三小？還有我背部動過手術，背部缺乏支撐肌肉，不用說跳高，我連伸個懶腰都要小心，但這些不管是法官還是控方都不知道，我相信「受襲警員」也不知道，我在警察局被命令脫光光時他應該不在場，不然他提供的口供可能就不一樣。

我當下有衝動想要脫衣服給法官看看，自我平反一下，順便測試一下法官的生活常識水平，但又怕節外生枝，畢竟還未開審就已經要我先道歉，真的不知道法官又會怎樣使用公權力。最後，我和那位「受襲警員」面對面，我先踮腳尖（因為他真的很高）拍拍他那邊「受傷的肩膀」並說了一句：「對不起，你會介意原諒我嗎？」得到他的「原諒」，法官才批准「不提證供起訴」，我亦無罪釋放。

步出法庭大樓，已有很多記者在現場追問：「你跟他身高差那麼多，你真的有襲擊他嗎？」我說：「你去問問那位自稱被我襲擊的警員好了。」記者又問：「這次襲警事件，你會擔心影響你的公眾形象嗎？」我回他說不管我有沒有公眾形象，我都會繼續去做我認為對的事情。

事件告一段落，但我的心情仍然沉重。這是我第一次經歷對法治的動搖，就是我自以為真理越辯越明，執著對錯，所以我當了被告，精神受盡折磨、被警察誣蔑、被法官未審先判，受盡委屈之下亦要對說謊者道歉。我冤枉，但慶幸沒有入獄，與受冤獄的無辜者，或是受傷者得不到公平公正公開的審訊相比，我還算幸運。不過，自此之後，我對執法者的信任度很低，對社會的法治充滿疑問；經過這次無妄之災後，基本上再不敢太相信現在的社會制度。以後面對當權者，我會先保障自己，才敢與他們做任何交流。

外表不正常，裡面也不正常

我外表有多不「正常」不用別人說，每天醒來照照家裡的魔鏡就知道，除了外表之外，我心裡面也沒有多正常。到現在我也分不清楚，到底我心裡本來就不正常，或是因為外來因素我才變得不正常。

從小到大，從別人的目光就知道我和「正常」無緣，或是至少跟正常人所定的正常標準沒有太大聯繫，然後我就開始想，其實他們判斷我和「正常」沒有關係，大部分的佐證是來自我的外表，不用說香港人，全世界習慣用眼睛作為生活第一個了解世界媒介的人類，絕大部分都習慣用眼睛判斷別人。當然，有時候會有些人出來說：You can't judge a book by its cover. 但老實說，我也是習慣用眼睛作為生活第一個使用的方向盤，我又怎能輕易不用眼睛吸收世界呢？你買書的時候，又有多少次不是被書的封面吸引才願意翻開內頁？如果書的封面是沒有任何參考價值的話，為什麼書還要堅持有封面？當然有很多書，從封面看來會覺得這本書沒什麼好看，連拿到手上翻開內頁也覺得太浪費力氣，然後瞬間就轉移到其他封面，你也只會拿起從視覺上比較吸引你的書；但有時候你有可能當天比較糟糕，不知道為什麼拿起你覺得封面很難看的書，翻開內頁發現你忍不住追看，甚至最後用現金把它下架。

對於應不應該用封面來評論這本書好不好看，如果你覺得封面是書的一部分，文字的大小，排版的比例，也是書的一部分，有時候就算作者寫的內容有多吸引人，但書拿起來的手感，每一頁紙的重量，不是你喜歡或是習慣的，你也不一定會因為書的內容就覺得這本書很好看，畢竟如果書好不好看只是取決於寫的內容的話，那如果我這本書是用手寫，而且我寫的字很醜，那你也會覺得好看嗎？不一定吧。

我從來都不會說：「你可不可以不要用我的外表來批判我這個人好不好！」反而言之，你用什麼標準去看去批判什麼人、什麼事，其實都是你的自由，你有你的自由意志去發展去探索自己和世界，只是我也一樣。就算我是你口中長得很醜的人，我也有我的自由意志批判你這個人有多爛，我不知道這算不算是公平，但我覺得每個人都應該有表達自己想法的自由。別人說我醜，可能是因為他今天剛好看我不爽；我說他爛，可能是因為我認識的所有人確實真的比他優秀。沒有誰對誰錯，只是看法而已。

每個人一出生，不管你願不願意，這一生都被迫過著不停批判及不停被批判的日子，白天時，我們會批評太陽太猛，黑夜時也會批評路邊燈柱的燈光為什麼那麼暗，每一分、每一秒、每一刻，總會找到一個甚至無限個理由去批判。但很好笑的是，我們批判過後沒有讓我們更爽、更快樂，相反地，我們更想要繼續批判，及去釋懷剛剛做的批判，除非你找到其他釋懷的方法，不然只會墜進無限輪迴之中。

從外表開始做出批判，是正常人的正常舉動；批判後要繼續批判來紓緩剛剛做出批判而釋放出的不安感，也是正常人的正常反射行為。正常人都喜歡正常，但同時正常人也不一定喜歡正常，那亦是很正常，我們還沒討論到底正常是好或是壞。光是討論正常人對正常生活的正常想法已經夠正常人討論到世界末日。正常和不正常是兩回事，但又沒辦法切斷關係，正常與不正常，根本沒必要搞對立、搞對抗，兩者本來就密不可分，互相賴以維生，又何須有你無我呢。你們正常人真的以為缺少了「不正常」你們還算是正常人嗎？你們又可以繼續「正常」地活下去嗎？

但當然，有些看法我也真的是受不了，譬如說「虛有其表」。小時候我已經很在意這四個字，常常都被說我只是虛有其表，我真的只有外表不好看嗎？你也沒有看過我的內心，為什麼那麼快就判定我的內心很好看呢？然後我真的很認真去想，為什麼我連自己都沒有看過的內心，別人又怎樣發現我裡面很美呢？於是我就繼續認真去思考，到底怎麼做，我才可以擺脫「虛有其表」這四個字。

學歷？閱歷？

老實說，我對我的外表沒有異議，因為真的很帥，所以即使我常常去整型外科回診，但也沒有想要改變我外表的意思，那只好往裡面去改造。通常別人說你的心很美，基本上他們是從你的言行舉止，再來就會看看你的修養、你的學歷。言行舉止和修養，我真的沒辦法瞬間改變得了，但學歷我可以。讀國中時，我已經覺得好像學歷對我來說不是一定需要擁有的東西，即使很多人和我說：「偉霖，我知道每一個小孩子都不喜歡讀書，覺得讀書沒有用，但你相信我，到你長大後你就會發現有學歷總比沒學歷的好，你長大後就會知道我在說什麼，就會明白為什麼我要一直鼓勵你讀書。」但我也不太認同。

我在寫遺書這一刻剛好到四十歲了，也算長得夠大了嗎？或是長得老和長得大是兩回事？我到現在也是和我讀國中時候的想法一樣，沒什麼改變。我不會反對讀書是有用，因為很多人不靠讀書，他們很有可能很早就放棄人生，因為如果要從他們的人生撇開學歷，他們有可能連找工作都很困難，更不要說他們會找到自己，或了解自己是什麼一回事，所以學歷對某一些人來說，真的很重要，甚至是他們維持生命的必要條件。

學歷是什麼，為什麼有學歷的存在？在這個世代，當然還有很多人為大學畢業而努力，因為他們相信學歷越高，未來要走的路更順更廣。但我想問的是，到底世界為什麼需要大學的存在？真的只是單純地為了增加你個人的知識而存在嗎？大學的存在就是為了更順利把人民分流到社會不同的階層，讓社會得以持續運作及讓當權者的權力得以順利維持，這就是大學存在的意義。也許，我這樣說，你覺得我是不是要否定所有因為學歷才活得下去的人，但我切切實實地告訴你：並不是。因為在我的價值觀裡，我不會為活著而活著，活著對我來說只是其中一個達到目標的方法，當然你的人生目標可以是活著，並沒有對錯，因為世界有很多人都是這樣活著，只有按比例過半數，就可以定義為是大部分的人的意見，就可以定義為「正常」，這也是為什麼我想盡力去維持低學歷的人生，因為我想試試看，在這個「正常」的社會當中，會如何看待我這一個裡裡外外都「不正常」的人。

曾經有一個長輩聽到我要放棄學業時，很生氣地和我說：「你為什麼要放棄人生，你的病、你的外表已經不討喜，你現在還要放棄力爭上游，沒有學歷，你未來的路比一般人更難走，你看世界上有很多人天生的條件不是很好，但經過他們的努力也活得好好的，你為什麼要這樣自暴自棄呢？患病又怎樣？外表不討好又怎樣？都不是放棄人生的藉口呀？」聽完長輩的肺腑之言，就更確定我想走的路是對的。

你知道世界上很多不管是先天或是後天患病的人為融入社會，想爭取成為社會接納的人，他們有多努力嗎？但他們換來什麼？我有一個朋友患癌，住院治療期間公司幫他寫好自願離職證明書要他簽名；另外一個是有聽力障礙的，他為了融入社會讀書考進大學，畢業後求職了兩年沒有收到任何錄取，反而面試的時候面試官跟他說很欣賞他的努力，但社會已經有既定的政策，就算他學歷再高也很難提高他的競爭力，建議他去拿類似台灣的愛心卡，更說國家對殘障人士已經有相關的福利政策，他們的基本生活一定會得到保障，同情他的同時亦勸勉他安分守己，當一個社會一早把你分類好的角色就對了，好好當一個殘障人士，然後好好地讓社會大眾幫助你，你這個不正常人得到幫助，正常人又有機會展示到他們的愛心，一舉兩得。最後這位朋友得了憂鬱症，選擇提早結束自己人生。

可悲嗎？可憐嗎？這就是身心障礙者每一天都有的情景，已經是生活的一部分。我真的很感謝自己小時候堅持與社會保持距離，努力保持低學歷，成為一個在所謂的正常世界裡當一個裡裡外外都不太正常的人，不然我也有可能跟他們一樣，明明已經和社會的價值觀妥協，可是到頭來所付出的時間、所付出的心力，都付諸流水，是社會價值觀給我生存的希望，最後也被社會價值觀推翻。當然如果你是因為缺少了一點良知才能夠晉升身心障礙者之列的話，你也大概可以說：「你們只是投資失利吧，怪誰？」我大概可以理解你為什麼能夠說出這些話，因為你也是社會主流價值觀下的受害者，不過如果你智慧多一點，就知道傷害別人也不會讓自己受的傷害得到治癒。

社會分子是社會的一分子

從小到大對自己的未來都沒有太多想法，更不用說要為世界貢獻什麼，一個一出生就被斷定活不久的人只需要專注倒數自己生命就好，什麼非洲兒童有多慘、什麼關注全球氣候暖化、什麼推動素食主義等，作為地球村的村民、或是世界公民應該要關注的議題對我來說是太遙遠。我每一天都要讓我父母擔心我身體哪裡不舒服，夏天會不會中暑，晚上睡覺會不會太癢把自己身體抓到整張床單都是血，光是我每一天出門前都要先跟自己說：「今天又不知道會遇到多少次歧視的目光，或是多少次被言語羞辱。怎樣都好，別人是因為無知才會對你這樣，可以不傷心就不傷心，可以不生氣就不生氣，免得讓父母擔心。」光是每一天因為我的病，因為我的外表帶來的挑戰已經夠忙，其他人有多慘是其他人的事，覺得我比他們更慘我不會特別悲傷，覺得他們比我更慘我也不會因此得到任何安慰，好好地過自己的每一天，希望每一個晚上都可以睡得好就足夠。

一九八九年六四天安門事件，一九八九年柏林圍牆倒塌，一九九〇年伊拉克入侵科威特，一九九五年第三次台灣海峽危機等，這些是我還是國小生時印象比較深刻的國際新聞，但都沒有太多看法和感受，還是覺得世界發生的事與我無關，直到一九九七年六月三十日那個晚上的新聞直播，看著末代港督彭定康一家人搭船離開香港，香港由龍獅旗轉換了特區旗，解放軍進駐香港，慢慢開始意識到原本與我無關的「國際事」，原來與我每一天的生活是息息相關。

不知道是因為長大了才對政治醒覺，或是因為對政治醒覺才長大，慢慢就留意自己身邊發生的大小生活事，例如以前覺得在香港看醫生要等半年是很正常的事，慢慢就開始去尋找背後的原因是什麼，才發現原來政府的政策和民眾的生活是密不可分，如果政策不周全，是可以讓民眾提早投胎。有了這些政治醒覺，才了解為什麼會有人打著世界公民的旗號，希望大家關注不同社會議題。

二〇〇三年是我第一次參加遊行。我參加的原因不是因我是要等半年才看到醫生的病人，也不是因為我是受SARS影響而導致負資產的中產人士，我參加的原因是因為反對香港政府在沒有諮詢民意的情況下擅自為二十三條立法，當然也不少得是因為時任政府官員對民意漠視的嘴臉，增加我參與遊行的衝動。

亦因為這一次的政治啟蒙，也開始關注更多香港市民日常生活需要面對的社會議題，還記得那時候 YouTube 剛開始沒多久，我和一位朋友拿起一台攝影機，去把一些社會議題記錄下來（所以我們也算是最早期的 youtuber？），希望透過 YouTube 可以讓更多人知道社會其實還有很多不同的面貌，當然我們更希望有需要被幫助的人可以得到更多的關注及幫助。

不過，我們的角度和切入點跟一般的傳統媒體不太一樣，譬如說如果要拍輪椅使用者的日常生活，或是想要喚醒更多民眾去了解輪椅使用者的需要，一般電視節目的拍攝方向就是把他們一天的生活記錄下來，從中再看看他們一天生活裡到底會遇到多少不便，然後做一段很公式的結尾呼籲更多「正常人」要多多關注「殘疾人士」就結束。但我們不太一樣，我們會先和受訪者溝通好，一起訂好題目，譬如說是「開輪椅去蘭桂坊酒吧喝酒」或「我要坐最正中的位置看電影」等，那位輪椅使用者選了去酒吧喝酒，雖然這決定一定比坐在正中位置看電影更難，但我們就是想要讓一般民眾知道他們要過我們所謂的正常生活到底有多困難。

如果你有去過香港的蘭桂坊就知道，整個蘭桂坊依山興建，全部都是斜坡，且沒有一間店是不用爬樓梯就可以進去，至少也會有一、兩級樓梯要跨過，才可以進去店裡。當天他選的一間酒吧是在地下室，我們當然不會拒絕，但原本我們以為只需要兩、三個人，兩個抱著他，一個拿他輪椅，我們就沒有什麼地方是去不了，但很明顯我們太無知，光是要抱著他進去店裡至少也要三個人，還有他的輪椅是電動的那一種，不管你有多少人，甚至每一個人都是雷神那麼大力，都很難很隨意地把他的電動輪椅搬來搬去。還有本來我們想要去的那間酒吧說因為他們沒有無障礙廁所的關係，不讓我們進去，但我們經過多番溝通，酒吧經理知道我們這個企畫的想法之後，不但讓我們進去，我們當晚的所有消費都由他埋單；他更承諾如果我們下一次再來，他們會預先準備好，一樓會準備一個空間讓我們放電動輪椅，通往地下室的樓梯會放木板，然後他開玩笑地說，我們就可以直接滑下來，跟他們搬貨的時候一樣。

你知道嗎？那一次我真的超感動的，明明就是我一個很自私的想法，為什麼社會那麼多人都沒辦法享受到他們理想的生活，然後因為我的偏執，再借「社會議題」的名義勞師動眾，再加上自己都沒有預先準備好，沒有實地勘察先把遇到的困難解決，要受訪者因為我的安排不妥當而面對一些尷尬的情況，還有沒有先跟酒吧那邊溝通好，差一點讓酒吧背上「你沒有腿就不要走過來」的罪名等，但想不到竟然得到這樣的結尾，酒吧的人不但沒有怪我來找麻煩，更跟我們一起玩，受訪者也沒有覺得我在利用他的悲慘人生對一般民眾進行情緒勒索或道德綁架，反而滿足到他其中一個人生清單。你知道嗎，之後我們真的有再回去那一間酒吧，酒吧經理真的說到做到。這一次我們再去只用了一分鐘就可以進去了，比走路更快，只是這次酒吧經理沒有幫我們埋單，哈哈，沒有嘞，不過經理還是有請我們喝一杯酒好不好，已經仁至義盡好不好，不然要別人照顧你一輩子？一杯子就應該感恩了好不好。

這世界看起來很正常，看起來很正常的世界就很正常。人有腳就應該用走的，很正常；沒辦法走的就用推的，很正常；沒辦法推的就不要去，很正常。一切「正常」人覺得很「正常」的事你去打破它、改變它，你就變成這些「正常」人口中的「不正常」。但其實有什麼所謂？

為何輪椅人士因為樓梯的關係而去不了蘭桂坊的酒吧喝酒？為何行動不便的人士看電影永遠只可以買第一排？為何有缺陷的人就要被標籤為殘障人士？世界上有哪一個人是沒有缺陷？所以世界上每一個人都是殘障人士？既然全世界都是殘障人士，那不應該所有座位都是博愛座嗎？或其實根本不需要標籤是不是博愛座，因為想要坐的一定都是他們自己覺得有需要才坐的對吧？

每一個人都會需要感受被人博愛的時候。同樣，每一個人都會有一些想要博愛人的時候。不是嗎？很多時候，我們去幫助別人，不是因為別人需要你的幫助，更多的時候是因為你想要透過幫助別人來證明給自己看你是有用的，所以為什麼每一個人去幫助別人的時候，反而比受助者得到的安慰更多。我常常提醒自己，你幫助別人的時候，其實你也是一個受助者而已，沒有誰比誰更偉大，人類本身就是一個要互相交流才可以生存的生命體，認清這一點就知道世界上根本沒有無私這回事，不要以為自己能夠幫助別人是一件多了不起的事情，如果別人拒絕你的幫忙，你什麼都不是。呀，以上這些話是提醒我自己而已，絕對沒有要嗆別人的意思。

「開輪椅去酒吧」這個案子結束之後，很快就有其他的拍攝企畫，例如「我盲，但我愛看畫展」、「保持不了青春，但我留住了一點性慾」等，而且接觸越多不同的社群，就慢慢開始變成了社會運動的常客，因為那時我還相信只要出來遊行，政府會聽得到我們的聲音的，只要我們眾志成城，相信政府會改變的，直到香港政府要興建高鐵，沒有理會菜園村村民意願的情況下，直接把整條村莊都更。那時候，很多香港民眾和村民站在一起，舉辦很多不同的集會、遊行等，甚至有一些城市規劃的專業人士提出不同興建高鐵的方案，希望對原住民的影響減到最少，但香港政府沒有理會，堅持原址興建高鐵。菜園村事件，讓我對香港的未來感到絕望，因為不管你有多愛和平、有多理性，香港政府都不會聽你的，因為它從來都不需要你賦予它權力，它的權力從來都不是來自香港人，自自然然也沒有必要去聽你們的聲音。

菜園村事件後，我開始有點想放棄對社會議題的關注，專注自己吃喝玩樂就好，所以在二〇一一年時，有好一陣子我都沒有在關心社會發生什麼事，然後就開始寫我第一本遺書，誰又會想到，這本遺書又把我再一次帶回到社會運動上面。

二〇一九

由菜園村事件開始，香港公民社會慢慢醒覺，從二〇一二年的「反國教」到二〇一九年的「反修例」，香港政府持續粗暴剝奪香港人對維持原有生活的權利，讓香港人反抗的力度越來越激烈。以往香港人對政府的不滿都只會通過集會遊行去表達意見，香港人當然知道出來走一走不一定得到什麼，但起碼我也「抽空」出來，用腳步去表達我的不滿，但從二〇一二年開始，香港民眾慢慢發現每一個遊行集會除了不一定得到香港政府的正面回應之外，從新聞媒體的直播可以看到這幾年香港警察使用的暴力，到親共團（真的沒辦法確認他們是否持有有效的香港身分證）主動挑釁遊行隊伍等，香港民眾慢慢了解到每一次出去遊行要面對的風險慢慢在增加當中，直到二〇一九年香港人出去表達意見時已經可以意識到，出去一定要好好保護自己，因為香港政府已經不會再對反對它的民眾仁慈。

香港政府對二〇一九年「反送中」事件的態度，徹底讓香港人對香港政府感到絕望，每一個追求自由的香港人每天出門都擔驚受怕，甚至有時候在香港媒體的新聞直播會看到警察對著民眾說：「怕就不要出來呀！」過往香港人所擁有的「免於恐懼的自由」已經因為香港警察說要「止暴制亂」而灰飛煙滅，你每一天出門不管你是去公司上班還是下班回家，你也要做好隨時要面對恐懼的準備。

二〇一九「反送中」事件期間，我在香港成立的協會「死嘢」幾乎每一天都收到來自不同年齡層的「遺書」，有時候試過一天收到超過五百封遺書，裡面的內容除了表達對香港的未來感到絕望之外，有些人自責為什麼自己作為長輩看到年輕人為香港未來奮不顧身，自己卻待在醫院插著管幫不了什麼，也反省自己過去幾十年在可以自由表達意見的時候，卻只顧著自己賺錢吃喝玩樂，沒有為香港、更沒有為香港下一代做過什麼，現在自己已經老去，剩下的日子除了醫院裡的病床也去不到哪裡，覺得自己很愧疚，也很丟臉，所以就萌生自殺的念頭，希望自己不要再占公共資源。

這位阿嬤不是唯一一個有這樣想法的人，當我去醫院探訪時，也看到不少和她想法一樣的人，他們每天都在看新聞直播，不斷為爭取自由的香港人打氣，也為香港政府變成這樣感到傷悲，所以亦不難理解他們為什麼會出現這樣的想法，我們能做的也只能夠安慰他們說，自殺也不一定可以換到贖罪券，死亡也不能夠把你覺得的過錯一筆勾銷。雖然你們已經進入人生倒數階段，但當我們可以一邊看著秒針在跳動，一邊在慨嘆生命正在倒數的時候，是不是正正就代表著我們還有時間可以為自己的自責做些什麼?就算離不開病床也沒關係，重點是在生命結束之前，更應該把剩餘的生命力好好燃燒到極致，這才是真正對得起自己的良知。聽罷，有一位末期患者說，他也要準備出院，他說他想盡最後一份力氣去遊行，也希望能夠把這裡每一個病人的聲音傳出去。

我們往往感到絕望的時候，除了想將所有感受暫時停止之外，更會想不顧一切逃離當下，因為自己再沒辦法自救，也會產生想要了結自己的念頭，但這不代表你是懦弱，不代表你沒有價值，更不代表你有這個想法是錯的，只是你的自我防禦系統自動啟動而已，因為腦袋是知道你的承受能力，正如你手指頭擦傷時，你會覺得痛不欲生，但明明骨折傷得更嚴重卻完全感覺不到任何痛楚一樣，身體和腦部都會根據你的承受能力，才會啟動那個熔斷機制，目的是對你的傷害減到最低。所以，有時候我們出現一些自殺念頭，不用太驚訝，只是代表你的腦袋向你發出一些訊號，提醒你應該要找一些你信任的人去釋放你的情緒，釋放你的壓力而已，沒有什麼大不了的。

以死明志

除了住在醫院的病人之外，二〇一九年的下半年，有不少個高中生、甚至是小學生，都有跟「死嘢」說想要「以死明志」。想要用自己的性命去喚醒更多香港人的良知：「死嘢，我真的很難受，為什麼到現在政府一點悔意都沒有，是不是我們死的人不夠多，為什麼還有人敢怒不敢言，到底用什麼方法才可以讓他們走出去一起表達自己的聲音。我真的想不到方法，我有的就只有我這一條命，如果有用的話，我願意以死明志，鼓勵更多人出來讓政府聽到我們的聲音。」

「慢慢來，我們先慢慢了解你以死明志的『志』到底是什麼，到底是想鼓勵更多志同道合者站出來？或是想要當權者聽到你的聲音？或是想政府道歉認錯及改過？」

「全部都想做到，但我也知道我一個人的力量很小，但如果可以用我這條命去喚醒更多人的話，我很樂意，反正我也看不到我的未來。」

「好好好，慢慢來。首先，你現在想要達到的目標有兩個：鼓勵更多志同道合者出來參與抗爭，還有要政府認錯道歉及改過。然後你又覺得社會大眾及政府可以透過你的自殺或是你口中的『以死明志』達到這兩個目標，想問一下你是哪一個達官貴人的子女嗎？為什麼社會和政府因為你的死就可以改變過來？我沒有要冒犯你的意思，我只是想了解清楚你的想法和觀點，看看如何可以順利幫助你達到你的目標而已。」

「我不是什麼達官貴人，但你記得六月初時，由原本一百萬人遊行變成兩百萬人出來遊行嗎？就是梁烈士的功勞呀！」

「功勞？真的嗎？你大概也知道到底有多少人因為他而情緒崩潰吧，是志同道合地一起崩潰也算是他的功勞嗎？梁烈士是鼓勵和他一樣以死明志是不是？每一個志同道合者都以死明志，就是你想要達到的目的？而且政府何時有因為他自殺而有所改過嗎？還有他離開後到現在已經一個多月，中間也有不少你的志同道合者離去了，遊行人數有翻了幾倍嗎？梁烈士之後，大家又有留意有多少『烈士』離去又被紀念的呢？再者，你也覺得政府現在是冷酷無情，你哪裡來的自信會覺得你的死會讓他們有所改變？」

「我真的很絕望，我也想自殺，我真的不知道還可以做什麼。」

「所以，你現在想做的事，不是以死明志，而是自殺。這一點你要先搞清楚，不要再讓自己有誤會。至於你想自殺的原因是感到無力，感到絕望，對不對？」

「可以這樣說。」

「什麼可以這樣說？有些事你認同的就說認同，不認同的就說不認同。你一開始找我是因為你想要以死明志，現在連自己的想法也搞不清楚，先不用說你能不能以死明志，你離想要死得清清楚楚明明白白還有一段距離。我知道你很悲憤，很絕望，但同時也知道你很愛香港，還有一顆想要保護志同道合者的心，而且行動力很強，明明自己那麼多優點，為什麼不把這些優點好好發揮出來，也許這樣會更容易看見你夢寐以求的未來？」

「我真的不知道我可以做什麼。」

「不是不知道可以做什麼，而是你想做什麼，你想要鼓勵更多志同道合的人，你就去鼓勵呀，鼓勵是有很多很多不同方法，你可以打電話、你可以發傳單、你可以貼文、你可以以身作則，這裡還有很多很多方法去鼓勵別人。另外，你要認清一點，政府不會因為你以死明志而有任何改變，你死了，對這個政權來說最好的，社會上又少了一股反對它的聲音，它恨不得所有反對他的人都以死明志，那就再沒有反對它的聲音了，不是嗎？另外，你也可以先看看自己還有什麼地方是自己看得上眼的，如果一個都沒有的話，其實可以問問你的志同道合者有什麼地方需要幫忙，又或者你可以學一點什麼，創造自己的價值，想盡辦法讓自己的目標實現。」

以死明志，不是只是用自殺來換取別人的關注，也不只是其中一個以死控訴的方法。以死明志的前提是，當你還活著的時候，已經持續地活出自己的信念，直至死亡，這才會得到最大的效益。還有，以死明志從來都是自身的，像殉道一樣，而不是用來情緒勒索志同道合者的方法，你的同伴不會因為你所謂的「以死明志」而得到更多的支持及力量去繼續實踐自己的使命，就算他們能夠從你的自殺裡獲取到的力量都只是短暫性的，但隨之而來的創傷後遺症可能是永久性的，更重要的是與本來想要達到的目標更是背道而馳，別人不但沒有受到鼓勵，反而換來更大的傷害。

台灣例牌協一協會

二〇一九年很多香港人因為反對香港《逃犯條例》立法，爆發了「反送中」事件。「反送中」過了三年，到現在我也不懂得怎樣去定調這次事件。對於一些反對「反送中」的人來說，只要把它定調為「暴亂」或「黑暴」就最簡單不過。但對於一些「反送中」的人來說很難把性質定義，應該是「運動」、還是「革命」？每個人參與的程度都不一樣，可以說是萬眾一心，又可以說是群龍無首。但不管怎樣去定調，是運動也好，是革命也好，有不少香港人都因為曾經參與其中，因為怕被秋後算帳而流散世界各地，台灣也是其中一個熱門地點，很大的原因是因為那時候很多台灣人甚至台灣政府也挺身而出，公開支持爭取自由民主的香港人。

二〇二〇年初來台灣看總統大選，一下飛機就已經親身感受到台灣人有多支持香港人，無論是逛夜市、餐廳、市集等一般觀光客都會去的地方，當台灣人聽我的口音，知道我是香港人時，都會主動和我說：「香港加油！」我也試過在街上被一位阿嬤抱得緊緊，哭著和我說：「你們香港人都很勇敢，但要小心注意安全，我每天看著新聞看見你們被警察抓又被打到頭破血流，真的很心痛。你們來台灣就好了，真的不要回去了，那些極權政府不會理你們死活，他們真的會把你們殺死，留在台灣吧，台灣一定支持你們，也歡迎你們來。不要回去了真的！」那時候非常不好意思，那位阿嬤邊哭邊說，我聽著聽著眼淚差點忍不住掉下來。

那次是我十多年來在台灣感受到滿滿的愛、得到最多支持的一次。回香港後我一直在想，有不少香港年輕人各自因為不同原因而到台灣尋求新生活，但可能他們之前對台灣不太了解，甚至從來沒有來過，我遇過一些在台香港年輕人連公車和客運都不太分得清楚。那相對比較有經驗和人脈的我是不是也可以出一點力，協助他們融入社會之外，也可以盡一點綿力幫台灣社會減輕負擔。但可惜的是，二〇二〇年開始爆發武漢肺炎，世界各地包括台灣都開始封關，我也沒辦法再去台灣。

兩年後，世界各地對病毒有初步的掌握，也研發了新疫苗後開始慢慢嘗試回復兩年前的正常生活狀態，台灣也開始有限度開關，我也因此有機會再來台灣，而這次不再以遊客身分，而是以居留方式待在台灣。

可能過去兩年在香港的生活太繃緊，常常活在低氣壓之中，我下飛機之後，下意識看到警察走過來時馬上起雞皮疙瘩，心裡不由自主地緊張起來，然後被隔壁的太太提醒我人已經到台灣了，我看到機場外面的黃色防疫計程車才慢慢回過神來，跟自己說了一聲：「我真的到台灣了。」

在飯店隔離的十四天裡，每天除了很期待點什麼外賣之外，不是看看電視，就是和爸爸媽媽視訊，炫耀一下台灣美食，讓他們知道我的隔離生活過得很好，希望他們可以安心。除此之外就是想想我該在台灣做什麼，我到底是應該繼續做生死教育或是開拓新的方向，再一次陷入到底我「應該」做什麼，或是我「想」做什麼：「台灣做生死教育的人才多得是，還需要我這個外國人嗎？」「但不做『老本行』那可以做什麼呢？」不知道是不是隔離太久，人的思緒真的很受環境影響，突然有點害怕可以離開防疫旅館、自主健康管理的那一天，因為實在真的不知道我應該要做什麼。還好，每次當你快要當機時，上天總會差派天使下來提醒你不要忘記自己的身分。

在隔離期間我慢慢和台灣朋友說我已經在台灣，以後可以慢慢約吃飯什麼的，其中一個朋友說她三個星期後在台南成大有一場講座，問我要不要一起去和學生分享生命故事，對她來說是舉手之勞的事，但對於那時的我來說這次邀請卻給我很大很大的動力，真的很感謝這位朋友的照顧。這次演講之後，馬上又收到不同團體和國中的演講邀請，真的受寵若驚。他們每一封邀請函，好像在和我說：「不用擔心，想不到要做什麼沒關係，做回你自己就好，這也是我們台灣想看到的。」

每一次到不同的團體或學校分享自己的生命故事，都是一個回顧自己的好機會。還記得在成大那一次演講裡，同學除了對我的生死觀很有興趣、還有想了解一點香港的社會事件之外，他們最感興趣的就是，「為什麼你可以那麼自由自在地作自己？到底是香港普遍的人都是這樣，或是只有你？」當他們這樣問時，我知道可能也是他們對「作自己」的渴望。他們每一個提問，好像在和我說：「可以幫幫我嗎？除了你關心那一群香港人之外，我們也需要你幫幫忙啊。」

他們不經意的提問，卻提醒了我，我現在在台灣這片土地生活，除了幫助在這邊的香港學生之外，是不是我也可以為台灣貢獻什麼。我知道這樣說好像在誇張自己很偉大，但我不是這個意思，我覺得每一個人都會有自己值得被認同的價值，而這些價值是別人沒有的，因為別人也有自己的獨特價值，只要我們都可以把自己的價值呈現出來，就已經是貢獻自己，這並不是很偉大的事情。偉大的事，留給願意奉獻自己的人來做就好。我這平凡人看看自己有什麼就貢獻什麼就好。因為我相信，只要每一個人都願意貢獻自己，那就再不用有人為了大家、為整體著想，特意再跑出來把自己奉獻給大家。

就是因為這幾次的演講邀請，我才冒出想要在台灣成立協會的想法，希望透過不同領域的文化藝術，可以讓大家找到自己、認定自己、貢獻自己。而且對象不單止是香港年輕人，也包含台灣年輕人在內，正確來說只要你有需要，不管你是什麼人，來自哪裡，都可以安然在我們這裡找到自己。

不過，我也知道自己的不足，無論自己有多大願景，不熟當地的法規或人文風俗等光有志向是沒有用的，所以我一邊去了解在台灣成立協會的相關法規，也去去不同的社會團體當志工，了解協會的架構之外，也親身體驗日常運作，吸收經驗。另外同時間也拜託在台多年的香港朋友獻出自己，讓我可以吸收一下他們在台灣的生活經驗，希望可以趕快把這個目標達成，畢竟我不會忘記我自己的生命線到底有多短。

在台灣要成立協會，即是台灣法律所說的「社團法人」或「財團法人」等法人資格，原來有蠻多流程要跑，也比香港複雜得多，很多的規條更是戒嚴期間所定立的，可能與現在社會脫節，怪不得早十多年前台灣社會已經冒出要變革的聲音。不過，不管怎樣變革，有一個條件應該不會變的，就是想要在台灣成立社團法人，首要條件你一定是台灣人，對於我這個只有居留證的外國人來說，根本沒資格當發起人。正當又擔心不知道怎樣走下去時，上天又再一次差派天使下來協助，而且數量比上一次多。我很幸運，真的很幸運，有很多朋友知道我想要成立協會的背景和動機後，都紛紛願意站出來表示支持，真的真的很感謝他們願意挺身而出，不單是有人願意成為協會的發起人，有些朋友知道我沒辦法靠自己成立協會（公益法人）時，他說他有好幾個朋友很關注香港人的動態，剛好也想透過協會投身助人工作行列，看看我們有沒有一起合作的空間。也就這樣，突然四方八面出現了好幾十個志同道合者，協會才有機會正式立案。沒有他們的幫助，也許我這輩子都分不清楚「法人」是有那麼多的種類，原來政府也是「法人」的其中一種，還有「私法人」也不一定是公益法人，還有為什麼有些協會叫「台灣×××協會」，有些叫「台北市×××協會」等，現在才知道協會的名稱是藏著那麼多的密碼，讓你一看就大概知道每個協會的背景。

現在我們協會的名稱叫「社團法人台灣例牌協一協會」，如果你熟悉民法，大概就知道我們是全國性的公益社團法人，簡單來說就是一個非營利組織，那我們接下來會做什麼呢？我們很簡單，就是想要透過文化藝術等創意媒介，讓參與者找到甚至發揮自己的獨特價值，在市場上獨當一面。「例牌」這個字對大部分的台灣人來說應該感到陌生，「例牌」其實是香港用語，台灣中文來說可以翻譯成「例行」、「按照慣例」等，聽起來好像比較負面。但對於香港人來說還有別的意思：香港茶餐廳裡，有一個不成文規定，如果你是熟客，基本上你一進去茶餐廳，「伙記」店員會問你：「例牌ＯＫ？」如果你說：「ＯＫ！」食物就馬上送到桌上。那「例牌」是什麼？就是按照你上一次的點餐記錄來送餐，如果上一次是合你的口味你就不必多說，那店員也更有效率，才配得上茶餐廳講求「快」的節奏，因此「例牌」曾經一度是茶餐廳獨有的「招牌」。所以「例牌協一協會」就是不但可以按照一般協會的方式去幫助年輕人，更希望可以陪伴他們找到自己的「例牌」，自己的招牌。

以前在香港成立「死嘢 SAY YEAH」那個協會時，又怎麼會想到我會在台灣成立一個新的協會。這兩年我也面對一些質疑，有人會問：「所以你現在就覺得香港的死亡文化已經被改變了嗎？現在在香港的人已經理解生死了嗎？你怎麼會放棄香港那一群受助者而跑去台灣呢？你不是很有使命感的嗎？你這樣放棄他們對嗎？」我也曾經這樣問過自己。關於這些疑問，二〇一九年香港政府很用力地改變死亡文化，相信很多香港人都親身經歷過，都歷歷在目，根本再也輪不到我去講什麼死亡就在身邊，大家要好好珍惜當下，老實說那大半年每天只要你看新聞都會被震撼到，每一幕都直接顛覆既有的生死觀，如果還覺得死亡離我們很遠的話，重溫那些新聞片段就可以了。我用嘴巴說的演講，我那些模擬生死關頭的工作坊，跟他們親身體會到的生死，親身體驗和第三者描述根本沒辦法比。

我還記得二〇一九年的九月開學的時候，我受邀到其中一間學校去演講，當天在學校附近的輕軌站，來自不同學校的學生，身穿校服，大家手牽手一字排開，用歌聲表達自己的想法，沒隔多久，遠處聽到警車的聲音，學生們立即鳥獸散，但也敵不過警車的油門，有些來不及跑回自己學校就被警察推倒和逮捕，那時候我和很多老師、學生在學校裡面，目睹一幕又一幕警察追捕學生的畫面，有些同學在學校裡吶喊、爆哭，有時同學很憤恨被老師阻止出去，那些在戰爭電影裡出現的離散畫面就在我們面前，那些哀嚎的聲音遠比十一・一杜比環繞音效更立體。在學校的門口有好幾位老師本來嘗試幫忙，想要跟警察解釋他們身上沒有武器，他們身穿校服也持有學生證，不是暴徒，也沒有做出什麼擾亂秩序的事情，學校差不多打鐘，希望警察可以警戒一下就好，然後讓學生回校上課，但老師在學校門口直接被警察罵回去，叫老師閉嘴，不然防礙警員執行職務，然後老師也有被捕的風險。其中一個警察還說有什麼老師、就有什麼學生，學生現在做出違法行為都是老師縱容的後果。

隨著學校的上課鐘聲響起，師生們來不及目送被捕的學生上警車，就只好回去教室，因為大家都知道根本沒辦法做什麼。還記得我進去教室時，那個氛圍有多愁雲慘霧，儘管老師在故作輕鬆介紹我時，學生們也很配合用掌聲歡迎我到來，但教室裡那些空空的座位，已經把全班同學的心情凝固，他們都在譴責自己。

「本來我是來和你們分享我的生死觀的，但好像你們剛剛也經歷了不少。如果你們願意，不如我們聊一下剛剛發生的事，你們心裡應該有很多想說的話？」我本來已經準備好的演講內容根本派不上場，根本不用再講什麼生死，因為他們剛剛才活生生地經歷了一次。我當下要做的，反而是想辦法讓他們的情緒在崩潰之前可以發洩一下，避免他們的心理狀態進一步惡化。這一次之後，我常常記掛著受傷的年輕人，很想多花一點心力盡可能陪他們。之後我去學校演講的內容也稍微改了一下，演講的內容不在只是講我的生死經驗，額外增加了一點與他們對談的環節，希望我可以當他們的樹洞，讓他們盡情發洩內在情緒，還有對死亡的想法，希望他們產生自殺念頭之前可以及早介入，避免他們執行傷害自己甚至輕生的行為。

二〇一九年之後有不少香港人，不管他是年輕人或是老人，是單身的或是有伴侶的，甚至是有小孩的，都因為不同原因需要或是想要離開香港。而我接觸到的以年輕人居多，當中大部分都是我曾經去辦生死教育講座才認識的學生，二〇一九年後他們不約而同和我說會移居台灣繼續學業，他們到台灣後也會跟我報平安，生活的大小事，愉快的、悲傷的他們都會定期和我分享。本來我只是一個和他們相處了兩、三個小時的客席老師，慢慢就好像變成了少年外展工作者甚至家人一樣，擔心他們在台灣生活，擔心他們吃不夠、穿不暖。我很感謝他們對我的信任，所以我也希望可以協助他們在台灣繼續走下去，先簡簡單單做回一個學生，一個年輕人，盡量減少因為政治帶來的影響，協助他們創造一個能夠專注夢想的空間，這也是我想要在台灣成立「台灣例牌協一協會」的原意，也可能是我餘生最後的一個任務。

如果你認同「台灣例牌協一協會」的價值觀，又想一起去透過文化藝術產業協助別人實現夢想的話，希望你可以給我一個機會和你一起見證每個實現夢想的機會（如果你有看序就知道聯絡方法啦）。

結語　十年後的自己

「十年後你會想要成為一個怎樣的人？」不管你幾歲，都應該聽過有人這樣問。

我十歲的時候，從來沒有對二十歲有任何的想像，即使在中文課裡老師給的作文題目是「我的志願」，我都會直接跟老師說：「我沒什麼志願，志願是屬於未來的，我沒有。」那個還在唸國小的我，根本沒有任何興趣去在意什麼是未來，什麼是志願，我只是在意到底今天如何說服爸媽可以讓我晚一點睡覺，可以讓我每天都無限制地吃零食，還有在學校如何和同學打成一片就很快樂。「十年後」這個想法，好像只是長輩、學校很在意的事，和我無關，我只要在意十秒後的事情就夠，對「十年後」根本沒有任何概念。誰又會想到在我十四歲的時候，第一次面對我一出生本來就應該要承受的病人生活，例如生病、動手術、休學等。這些代表著沒有未來的事件，反而讓我開始對未來有一些聯想，同時也開始鞏固「活在當下」這個不被普遍社會大眾認同的價值觀，甘於與世界脫軌，不要被「未來」綁架，成為「未來」的奴隸。

到我二十歲開始出社會，開始要為「謀生」煩惱，但仍舊活在當下，想到什麼就做什麼，對未來仍然不聞不問，即使面對人生第一次跟爸媽在手術室門口前道別，卻意外地又逃過死神的擁抱，不過我也沒有好好去「反省」未來對自己的重要性。對於那時候二十歲的我，明明知道自己一出生就滿身斑點，外表不討喜，同時間也是一個長期病患，但也沒有力爭上游努力讀書，希望有天能夠得到社會認同，成為一個社會上的成功人士，反而因為低學歷而引以為傲，甚至很樂意繼續去享受在社會上當邊緣人的樂趣，沒想過三十歲的時候因為寫給自己的遺書，為自己辦的生前喪禮，會得到社會一部分人的認同甚至支持，本來被邊緣化的生命瞬間成為了別人面對人生高低起伏的良藥，甚至能夠成為別人面對死亡的陪伴者，協助他們如何無憾而終。

三十歲的我，明明以為自己辦完喪禮就可以順利永別世界，魂歸天國，畢竟醫生說過我過不了三歲，我已經多賺二十七年的光陰，比中威力彩二十五億獎金的幸運兒更幸運、更幸福，人生再沒有什麼遺憾，萬萬也想不到過四十歲的自己會從香港移居到台灣，更沒有想過太太會願意和自己結婚（雖然我很帥，但真的沒想過自己會和婚姻扯上關係）；也沒想過爸爸比自己提早離開，卻沒辦法親身看爸爸最後一面，更不要說曾經從事殯葬業的我沒辦法親自為爸爸處理身後事。

十歲的時候只會專注當下；

二十歲的時候想活在當下；

三十歲不再想有沒有當下。

今天我四十歲了，如果有人再問我：「十年後你會想要成為一個怎樣的人？」我應該先用三十秒默默跟自己說：「哩洗勒？拜託，不要再問這些以為自己很有前瞻性、但實際上是毫無意義的無聊問題好不好。為什麼是十年？不是十個月？十天？十小時？十分鐘？十秒？你沒有試過在台灣過斑馬線喔？有明天是你幸運，沒明天是正常的你知道嘛？連自己怎樣確保未來二十四小時的自己，還是自己喜歡的那個自己也不知道，什麼是無憾，什麼是人生，什麼是當下，也沒什麼概念，還敢問十年後？那你乾脆問我十世後就好了呀。到底有什麼障礙物影響到你尋找智慧的開端呢？」然後嘗試很平靜、很謙虛地回答：「十年後的我，不管我尚在人間，或是已經回到天家裡，我大概也是會和我三十歲的心態一樣，繼續我二十歲那一份的堅持，去繼續做我十歲在做的事情。」

三十歲寫《我的遺書》時，根本不會想到十年後還在寫遺書，雖然有點丟臉，但我也真的真的很感恩我還有這個機會。也很感謝這十年每一位愛過我的人、事、物，有機會我會再寫一封「我的情書」見證你們對我的愛。沒有昨天的你們，沒有今天的我。謝謝你們每一位。

我愛你們。

最後，希望即使仍然身處黑暗當中的你，可以找些兄弟姊妹去爬爬山，說不定會見證到黎明破曉的一刻。

願我們那份起初確實的信心，可以堅持到底；願我們身在漆黑之中，心裡也能看到旭日。

有緣再會，江湖再見。

LOCUS

LOCUS

LOCUS

L O C U S